電子カルテは
電気羊に食べられる
夢を見るか

著　者　加藤五十六
イラスト　山本　貴嗣

表題について

　これは映画「ブレードランナー」の原作、日本語版のタイトル「アンドロイドは電気羊の夢を見るか」へのオマージュです。長年の努力によって実現された紙カルテの機能を、ろくに分析もせず安易に電子化して、現場に混乱をもたらすベンダーさんたちに、もっと慎重に紙の機能を分析して欲しいという願いを伝えたかったのです。紙なら山羊をシュレッダー代わりに使う事さえできるのだと。

目　次

はじめに —エレクトリック・エレクトロニック— …………………… 7

電子カルテの評判………………………………………………………… 9

医療情報学会とS先生…………………………………………………… 15

ベンダーとのつきあい方　その1 —相手の身分— ………………… 19

ベンダーとのつきあい方　その2 —ぬけがけ陳情出張の勧め— … 22

ベンダーとのつきあい方　その3 —実践編— ……………………… 28

千里の馬は常に有れど…………………………………………………… 34

お客様の意見は常に正しい？　その1 ………………………………… 40

お客様の意見は常に正しい？　その2 ………………………………… 42

誤りは人の常……………………………………………………………… 45

インシデントレポート…………………………………………………… 49

ダチョウ倶楽部　その1 —ダチョウ糞害の実態—…………………… 51

ダチョウ倶楽部　その2 —ネットワーム問題とダチョウ— ……… 54

病院にロシアの潜水艦…………………………………………………… 59

病名管理と病名コード集、ICD病名の出自と問題点 ……… 61

検査メニューのあるべき姿……………………………………………… 68

電子カルテとオーダシステムへの提案 …………………………… 72

1回量指定処方 ………………………………………………………… 75

文字コード ……………………………………………………………… 77

トマソン ………………………………………………………………… 80

電子カルテのコスト …………………………………………………… 82

データの行方 …………………………………………………………… 87

非統合化の危機 ………………………………………………………… 94

長期データを劣化なく参照するのは困難 ……………………………101

引用とリンク切れ問題 …………………………………………………106

電子カルテの家系図問題 ………………………………………………108

遺伝子記録と電子カルテ ………………………………………………112

電子カルテ開発の円滑化を目指す長期戦略(Your eyes ONLY !!) ………115

やさしさの源 ……………………………………………………………120

医療崩壊 …………………………………………………………………125

電子カルテの遙かに遠い将来 …………………………………………129

参考文献 …………………………………………………………………131

はじめに —エレクトリック・エレクトロニック—

　電子レンジは、「電子」レンジではない。電波を浴びせて対象を加熱しているのだから本来は「電波レンジ」と呼ぶべき。真に「電子」レンジなら、電子をぶつけて加熱しなければ。しかし電子線は空気があると射程が短いから、まず作動前に庫内を真空にする事が必要。電子を食材内部に到達するほど加速するためには高電圧も必要で、ムラなく焼くためには対象の構造を分析するCTかMR-CTといった、かなりの計算能力のコンピュータシステムも稼働させてエネルギー分布を算出する必要もある。調理に使うにはちょっと大がかりな仕掛けになってしまう。レンジごときに電子を使うなんてあり得ない。だからこそ本当の「電子レンジ」が出現して、詐称が問題になってしまう危険もなかった。英語では電子レンジは「マイクロウェイブオーブン」なので「超短波式天火」であって、正確な名前がついている。電磁波を照射するだけなのに「電子」を名乗っているこの身分詐称は、どうして一般化したのだろうか。

　日本で電子レンジを売り出そうとした人は、単にニクロム線で加熱しているのではないと主張したかったのみでなく、「電子」と「電波」というコトバに偏見があったのかもしれない。「電子」というコトバにはどことなく神秘的で、摩訶不思議なクリーンで良い物のイメージがある。一方、「電波」というコトバには人の頭の中にどこからか怪しい考えを運んでくる、怪しげで悪い物のイメージもつきまとう。本質的に「電子」でないのに「電子ナニガシ」と名前がつけられていると、どこやら胡散臭い下心を感じてしまう。

　computerized medical records＝「電算化医療記録」がなぜ、「電算カルテ」ではなく「電子カルテ」と言われているかは知らない。

はじめに —エレクトリック・エレクトロニック—

「コンピュータ」を「電子計算機」と訳したとしても、「電子計算機カルテ」という言葉は聞いた事がないので「電子カルテ」を何かの略称であるかのように解釈しようとしても根本がないと言うか、出発点がない。言葉の出自を考えると、「電子」という語を無理矢理背負い込まされた「電子カルテ」は、やはり背伸びした印象を与えようとする下心が臭う。何気なく受け入れてしまった「電子カルテ」という言葉でも、「電子レンジ」同様に怪しさを伴う名称である事を忘れないようにしておきたい。では、なぜ詐称が必要だったのか？ 意図的な詐称だったとすると一番怪しい理由は、出発の時点で実態より良い印象を与える名前をつけざるを得ないほど悲惨だったから、というのがありそうな話だ。電子カルテがらみでは、至る所に言葉の意味のすり替えや勝手な再定義が蔓延している。妙な勘違いにとらわれるのを防ぎ、本質を見失わないためには常に言語感覚を鋭く維持する事が必要になる。ご用心。

電子カルテに直接、接する機会があるのは、中規模以上の病院の医師や看護師に限られているので＊、一般の人には何やら気の利いたソフトウエアだろうな、程度にしか認識されていない。紙のカルテと比べて何が良くてどういう問題があるのかは一般にはあまり知られておらず、当事者も実はほとんど認識できていない。ここに記載されているのはあくまでも筆者の私見ではあるが、研修医時代から25年以上、病院の電算システムに関与し続けた経験に基づいている。

＊：現在、個人診療所への電子カルテ導入も進んでいるが、部門間のコミュニケーションの問題、「入院」ステータスの取扱い、サーバの過負荷といった問題が最初から存在しないため、中規模以上の病院より導入は容易と思われる。

電子カルテの評判

　電子カルテ(病院情報システム)ほど一般の人々が漠然と抱いている期待と、現場で実際に使用している人々による評価の乖離しているシステムも珍しい。メーカーのセールストークや、導入責任者(実際には現場ユーザではない偉い人)の自己満足的高評価以外では、めったに褒め言葉を聞かない。現場の声は一様に「ウチのシステムは酷い、なんとかしてくれ、このメーカー最低」だったりする。「すべてのメーカーが最低」という状況はありえないが、現場で聞こえる声は往々にして非難だけで、褒めるような話はまず現場からは出ない。一流のソフトメーカーの開発する何億円(あるいは何十億円)も支払ったパッケージのユーザによる評価が、ここまで一様に低いのはなぜだろう。どこに問題があるのか考え直すべき時ではないか。

　日本での電子カルテとオーダシステムの歴史を振り返ってみよう。まず「オーダシステム」とは、別の部署への情報伝達を伴う業務、例えば処方箋の発行とか検査の指示などをコンピュータを介して行って、情報伝達と会計計算のスピードアップを目的としたシステムで、患者の状態を記録する「電子カルテ」とは趣旨が異なっていた。
　日本では1980年ごろまでに、医事計算(病院の会計システム)への電算機導入が進んでいた。その頃から、大規模病院では「3時間待ちの3分診療」が問題になっていて、その待ち時間を削減する手段として病院オーダシステムの導入が進められた。
　「3時間待ち」の内訳が問題だった。
　予約診療で受診しても、外来が過重スケジュールなら診療までの待ち時間が1時間ぐらい。これは予約管理システムを入れて多少マシになる。

採血指示が出ていれば、指示伝票を持って検査室か採血センターに行く。そこで必要な採血量を計算して採血管をセットするのに手間がかかるので、たいがい行列ができていて30分待ち、採血される行列待ちを含めば1時間待ち。検査結果が出るのにさらに1時間待たされる。

　診療（3分）が終わって会計に行くと伝票の束を入力してもらい、計算結果が出るのを待ってさらに30分。会計結果を出してもらってから病院の薬局に行っても、薬局ではその時点まで調剤内容を知る手段がないので、患者が処方箋を持ってきてから作業開始してさらに30分~1時間待っていただく。

　計2時間30分。（採血があれば4時間30分）

　これが標準的な待ち時間だった。

　「オーダシステム」を使い、検査や処方内容を医師が入力すれば、採血量計算と検血管セットを自動化して採血待ち時間を短縮できる。患者が処方箋を持って回ってくる前に、処方内容は先回りして薬局に届いているので、フライングスタートで調剤できるし、自動分包器があれば薬剤師のオンライン監査のみで高速分包できる。会計も自動計算になるので、待ち時間なしで会計結果が出せる。患者が薬局にたどり着いた時には、できあがった薬の袋が待っている。これで、大ホールでびっしり椅子に座って待っていた人々を一掃して、平均4時間待ちを1時間ぐらいに改善するというのが、当時のオーダシステムの目標で、導入当初はその目標は達成された。

　しかし、数ヶ月を経ずして待ち時間は再び増えはじめた。実は「4~5時間の待ち時間」が軽症の患者が安易に総合病院に直行するのを防ぐハードルになってくれていた。そのハードルが下がってしまって大規模病院の受診患者数が飛躍的に増え、外来処理能力を飽和させて別の意味で待ち時間が再度長くなってしまったと

いうのがオチだった。外来収益が増えて黒字になるのは悪くないが、これでは基幹総合病院の本来業務に差し支える。開業医の紹介状がないと診ませんとか、紹介状がないと割増料金をいただきますよ、というイジワルをせざるを得なくなってしまった。

　オーダシステムの普及により指示内容や検査結果がデータベースとして参照できるようになって、医療に少なからぬ質的変化ももたらしたが、それはあくまでも副次的な効果だった。しかしこの時代のオーダシステムには、現在の電子カルテに対するバッシングとも言える現場からの批判はあまり聞かれなかった事は特筆しておきたい。

　1990年代になると、「電子カルテ」という言葉が跋扈しはじめる。病院情報システムが、どこまでの機能を持てば「電子カルテ」と定義してもいいかの境界線は、なかなかに難しい。「ナースへの指示と看護記録を含めて、全く紙の書類なしで運用されていなければ電子カルテじゃない」とか「X線画像でフィルムを使っているようでは完全な電子カルテではない」との厳しい意見もあったが、「医師が記録する患者についての文章データが電子化されていれば電子カルテ」というのが2000年頃までの大方の認める最低線ではあった。

　ところがこの共通認識を打ち砕く詐称で定義が大混乱してしまう。某大学病院では「オーダシステム」に検体検査の結果が参照できるデータベースを追加しただけの代物を、急に「電子カルテ」と表現し始めた。さらに、多数の病院でも似たようなシステムを電子カルテであると主張し始めた。その理由は単純で、それらの病院はシステム更新（導入）の時に「電子カルテ向けの公的補助金」を受け取ってしまったのだ。そうなると「これは電子カルテである」と建前を通すしかなかった。その某大学が影響力の低い医科大なら影響は少な

かったかもしれないが、医療情報部を学界の重鎮が率いている拠点大学だったからたまらない。どこまで達成すれば電子カルテと言っていいのかは、日本医療情報学会の暗黙のタブーになった。

　完全なペーパーレス＆フィルムレス運用されていなければ、電子カルテの資格がないとすると、ちょっとハードルが高すぎる。しかし、外来でカルテのフォルダーを取り寄せなくても診療ができるようになっていれば、電子カルテと言っても良いのじゃないだろうか、というのが今の私の意見だ。

　電子カルテの定義については保留する事にして、「電子カルテ時代」になると、システムの目標は外来の待ち時間対策という単純なものではなく「医療の質と安全性の向上」という抽象的なものになった。外来の待ち時間は、簡単に実測できる。無作為に選んだ患者を追跡調査してもいいし、発行された書類の写しのタイムスタンプを比較してもいい。薬局の渡し窓口と会計のある大ホールの椅子の占有率を見るだけでも待ち時間の評価は数値として評価できた。

　しかし、「医療の質と安全」となると数値として評価しにくい。建前の目標が数値評価困難であれば、何を重要視するのか、それに対して何をどの程度犠牲にしても良いのかの判断は、哲学的なものになってしまう。で、この哲学ってやつは立場や個人によってずいぶん違うので、開発者にとっては受け入れるべき妥協であっても現場では到底我慢できない、という事もきっとあるだろう。

　もう一つの問題は、電子カルテの機能定義の困難さだ。オーダシステムの機能定義は容易だった。それはオーダシステムの本質が各部門への伝達とその応答であり、それは伝票という形で既に明確に機能定義されていた。これを電子化するのは容易だ。しかし患者に対しての記述となると、科によって必要となる機能も異なり、個人の医師ごとに記述のスタイルも違い、さらにこれらは

どこにも明確に記述された機能定義モデルが存在しない。

　開発のビジネス・モデルの変化も悪い方向に移った。初期のオーダシステムは一品物のオーダメイドで、ソースコードを書いている連中が直接病院に来て、現場や伝票を確認して手作りで作成していた。洋服なら、ロンドンまで行ってサヴィル・ロウの名人に採寸してもらって仮縫いで入念に合わせた背広のような物だ。着心地が悪かろうはずがない。しかしこれでは開発コストもメンテナンスコストもべらぼうになるので、瞬く間に標準パッケージに病院ごとのカスタマイズを加えて済ませるようになり、さらにはパッケージの真の開発拠点もインドや上海に行ってしまって、国内のメジャーベンダーは単なる斡旋業者になり果てた。機能変更や要求仕様がユーザから真の開発者に届くまでは何段階ものフィルターと翻訳過程があり、しかもそのフィルターは病院の現場もプログラム開発の現場も知らない斡旋業者によって構成されているのだからたまらない。カスタマイズの許容範囲も徐々に狭められてきて、もはや病院の業務スタイルをパッケージの標準に合わせて変更するしかなくなって来ている。洋服なら中華人民共和国で縫製した「青山」のスーツ程度だ。着心地を期待できるだろうか。

　もう一度サヴィル・ロウというのは無理としても、開発拠点を国内に戻し、風通しよくユーザと意見交換ができる体制を組み、「メルボ」のイージーオーダの程度には自由度を認めたカスタマイズを許容するパッケージを提供するベンダーが現れれば、今よりも現場の評判の良いシステムを築けるかもしれない。今までは「使い勝手」「使い心地」は評価しにくく、選定でも重要視されてこなかった。しかし、ネットで個人の発信する情報が流通する現代ではこれらの評価や比較は容易になってきている。いつまでもユーザを甘く見てカタログスペックだけを飾る時代は続かない、と思いたい。

電子カルテの評判

　初期のオーダシステムで使用されたホスト系のシステムの計算機としての能力や容量は、巨大病院向けのシステムであっても、現在の携帯ゲーム機にはるかに劣る代物だった。現在の一様な低評価の原因がハードウエアの能力の不足であるとは考えにくいのだが、どうだろうか。

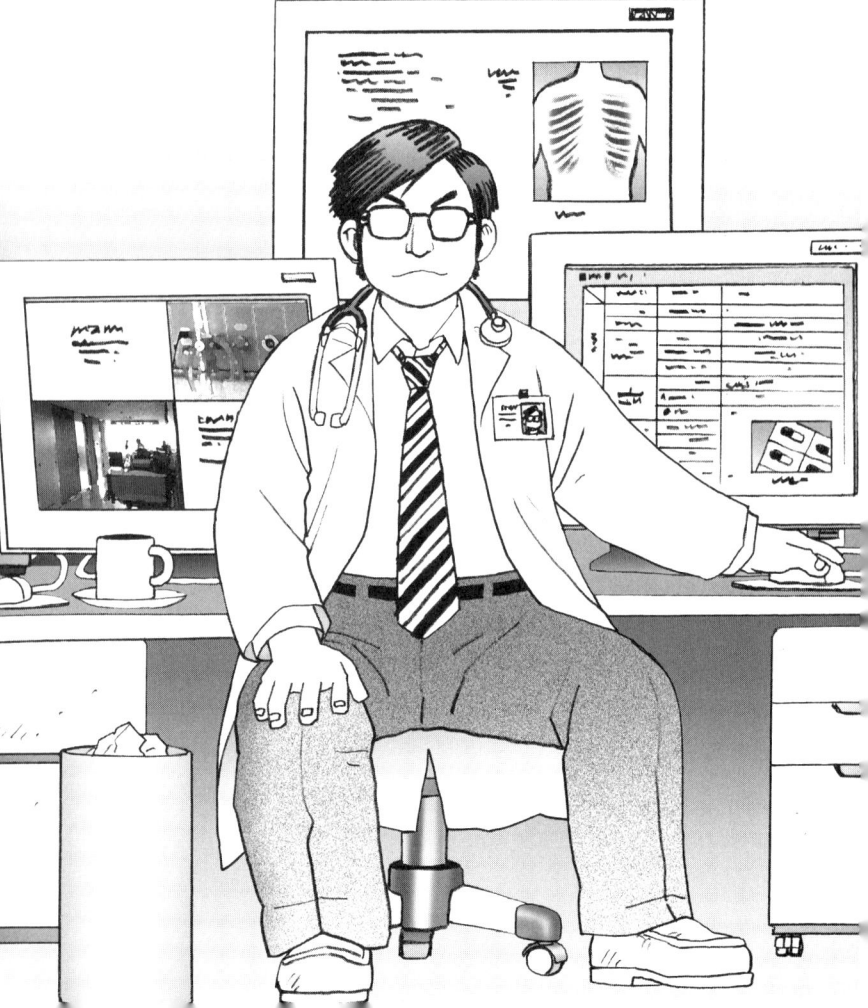

医療情報学会とS先生

　日本の電子カルテについて語るなら、日本医療情報学会に触れねばならない。

　電子カルテや病院情報システム全体について、全国規模で意味のある議論が行われているのは、この学会が日本唯一。地方分科会の活動や学会傘下の多様な団体の活動もあるけれど、参加して収穫が大きいのは、年1回11月下旬に行われる「学術連合大会」と、ちょっと規模が小さいけれど6月の「春のシンポジウム」だ。これは20年来変わっていない。

　しかし、ある意味で少し「ぬるい」印象があるのは否定できない。医学関係の学会では、鵜の目鷹の目で発表者のミスを捜し、ボケがあれば必ず突っ込みが入る、それどころかそもそも最初から喧嘩腰で、指摘しなくてもいいような非本質的な不備まで厳しく追及されてしまう事もある。こういう態度には、例によって下心を感じてしまうので不愉快なのだが、医療情報学会では発表でよほどボケても滅多に突っ込みが入らない。まあ、他の学会みたいに自分の名前を会場で叫ぶためだけの、ほとんど意味のない「質問のための質問」が皆無なのは好ましいのだが。そんな学会で、私は、フロアからの質問者としては結構顔が売れていて、しかも予習して必ず答えにくい本質的な問題点に質問するように努力していたので、一部の発表者にとっては少しだけ恐れられていたかもしれない。質問のために手を挙げてそれが私だと認識されると、壇上の演者が一瞬たじろぐのが見えると痛快ではあった。

　では、なぜ学会が少しぬるくなってしまったのか。そこに問題がある。若いメンバーの参入が乏しいのだ。20年前の主役が、

今でも大きい顔をしている。悪い意味での仲良し倶楽部になってきている。もちろん学会に若いメンバーが皆無かというと、そうでもない。参入してくる「若い医師」が少なくなってしまったのだ。若手の主役は今や、技師や看護師になりつつある。オーダや電子カルテに、医師が主役として関わらねばならない時代は過ぎてしまったのかもしれないが、医師にとって使いやすい電子カルテを目指すなら、この学会に参加する医師が減るのはチョット具合が悪い。

　医療情報の先輩のＳ先生が、某国立大学の医療情報部の教授に就任すると聞いてお祝いを兼ねて自宅にご挨拶に伺ったとき、実はちょっと下心があった。しかし、のっけから「本気でやるなら、医者をやめる覚悟がいる」と釘を刺されて尻込みしてしまった。医者をやめてしまって患者と接するチャンスがなくなるのは残念でもあったし、現場を離れた先輩たちの多くの「その後」を知っていたからでもあった。バリバリの現場の医者から、医療情報に関心を持って、やがて医療情報専従になった先輩を数多く見てきた。不思議な事に、どんなに優秀であっても現場を離れて3~4年も経つと、思わず「アンタ医者だったんじゃなかったの？」と突っ込みたくなるような発言を平気でするようになる。ごく少数の例外はおられるが、到底自分がごく少数の例外になれるなどとは期待できない。あくまでも現場に残って要求を出し続けてやろうと決めた。その方が効果的にこの世界、医療情報や電子カルテに貢献できるとも思った。
　Ｓ先生は最近引退されて、名誉教授になった。それでも相変わらず学界の重鎮であり、私立医大の教授職や医療情報関係の政府系法人のポストで引く手あまただったはずなのに、定年で大学を

去ると故郷の駅近くに診療所を地味に開業した。業界の人々には信じられない身の振り方だったが、自分にはその理由が理解できる気がした。「とうてい設備投資の元は取れないから、何もしないで遊んでいる方が得だったかなあ」と笑顔で語るＳ先生とは、今でも時々話をする機会がある。聞いていて自分には確信できた。Ｓ先生は医療情報専従になって、医者を実質的にやめざるを得なかった事がずっと心残りだったのだ。だからこそ警告してくれたのだし、やっと解放されて医者に戻る事ができたのが、本当にうれしかったのだと。

　他の先輩については、「この先輩たちは、あまり頼りにできないなあ」と感じてしまう事件もあった。どうでもいい事のように見えるけれど、自分にとっては決定的な事件だった。ある年の医療情報学会のメインホールで呼び物の講演があった。主だった学会員のほとんどが集まっていた講演が終わった直後、ホール横のトイレの男子小便器の前には長蛇の列ができてしまった。お年寄りも多いから１人がなかなか終わらなかったりして、長蛇の列の進行は意外に遅い。中にはモジモジしている人も散見できた。ところが個室はほとんど空いている。私がその列の最後尾には付かず、個室に入って用を済ませて出てきても、続いて個室で小便をしようとする人はほとんどいなかった。なんたる頭の固さ、なんたる固定観念の強さ！　そこまで個室で小便をする事が恥ずかしいのだろうか？　それとも行列を見て、他のトイレに移動しようという判断のできなかった人たちが並んでいたから、特に行動の柔軟性に欠ける集団になってしまっていたのか。どちらにせよこんな人たちが指導的立場にあるのなら日本の電子カルテの未来は暗いと確信できた。「臨機応変」、これこそが電子カルテの現場に

必要な特性なのだから。そして、それは現場の医師にも絶対に必要な特性なので、彼らが医療現場から離れて浮世離れした身内で議論するだけの学会でヌクヌクしているのはひょっとして適材適所なのかもしれない。

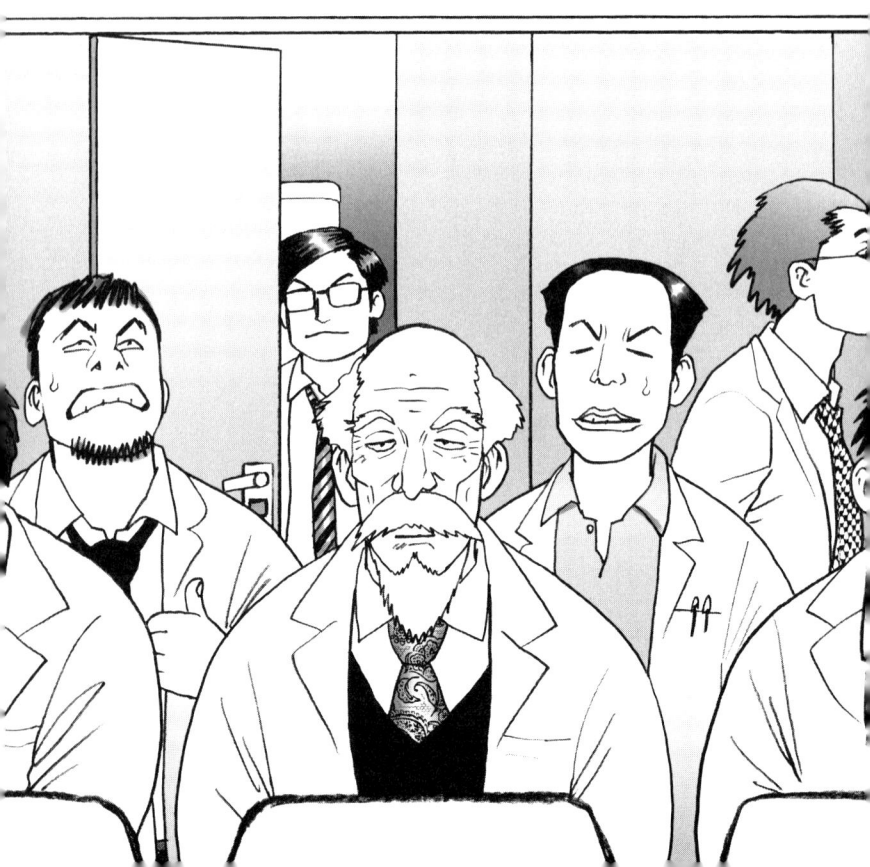

ベンダーとのつきあい方　その1　―相手の身分―

　電子カルテのメーカーが決定して契約が成立すると、やれ打ち合わせだ、会議だ、なんだかんだで、驚く程の数のメーカー側担当者が病院を訪れるようになる。例えば契約先が「ハツシバ電算」だとすると、全員が一様に「ハツシバ」のネームタグをつけ、「ハツシバ」の名刺を出してくる。もっともらしい身分や部署が書いてあるが、そのまま信じてはいけない。病院の医者だって常勤、非常勤、大学からの派遣で週1日だけ外来に出る医者も、一夜だけのバイト当直も皆その病院のネームタグを付けているのだから、あまり非難できないが。

　「ハツシバ電算です」と言って病院にやってくる現場部隊は、大まかに分類すると、

　(1)ハツシバ本社病院事業部所属の東京勤務の職員
　(2)ハツシバ支社(県単位が多い)出向中の本社職員
　(3)ハツシバ支社の現地採用の職員
　(4)プロジェクトのために本社と契約した、高級コンサルタント＝百戦錬磨の外人部隊
　(5)員数あわせと軽作業のために、地元の人材派遣会社から派遣されている人

　直轄の支社や子会社が担当せず下請けが入ると、話はさらにややこしくなるが、決定権を持っているのは(1)、見通しがきいてプロジェクトをもっともよく理解しているのは(4)、実際に作業の主力になっているのは(2)と(3)。

　契約は、投入するエンジニアの名目上の頭数で金額が決まったりするので、あちらさんは単なる頭数あわせの人材も投入する。会議

の議事録を取るのがメインの仕事とか、単なる電話番という連中も必ず入る。まあ、それも業界の習慣なので、騒ぐほどの事はない。

　まず共同で話を進める前に、その相手が上記のいずれなのかを特定しておかないといけないのだが、向こうも本当の立場を積極的には語りたがらないので、なかなかわからない。一緒に呑みに出て、それとなく宿泊先を探って、ホテルだったら(1)か(4)という判断もできるが、あとはわからない。外人部隊は個人としてのいろいろな実績があるはずなので、フルネームでググってみると正体が見える事もある。学会に行って出会ったら、ネームタグに聞いた事もないコンサルタント会社の名前が書いてある事もあるので、学会では病院に来ている顔を積極的に探し、発見したら名札を必ず（できれば気付かれないように）確認しよう。

　どこで正体を察知するかは本当に難しい。仕切っている人間が必ずしも一番偉いとは限らない。本社組は、パソコンを支給されていて、本社の備品マークのノートパソコンを持っている事が多い。しかし電子カルテのパッケージを提供していて、パソコンも自社生産しているのは3社ぐらいしかないし＊、自費で購入して使っている場合がある。某大手メーカーの病院事業部の統轄マネージャーは、ソニーのバイオの愛用者だった。そのメーカーがまともに使える薄型B5ノートを出していなかったからだそうだ。

　見落としてはならない重要な手がかりが名刺に書いてある。そこに注目して見当をつけるのも良い。メールアドレス、これはあてになる。@hatushiba.co.jpとか、@hatushiba.comだったら本社職

＊：2009年当時の状況

員の可能性が高い。hatushibaと.co.jpの間に何やら入っていれば、支社の職員の可能性が高い。外人部隊や派遣職員はそもそもhatushibaの文字列のないアドレスだったりする。

　名刺は手軽に契約先や派遣先の物を作れても、多数のメールアドレスを管理するのがイヤで、馬脚を現している連中は結構いるのだ。

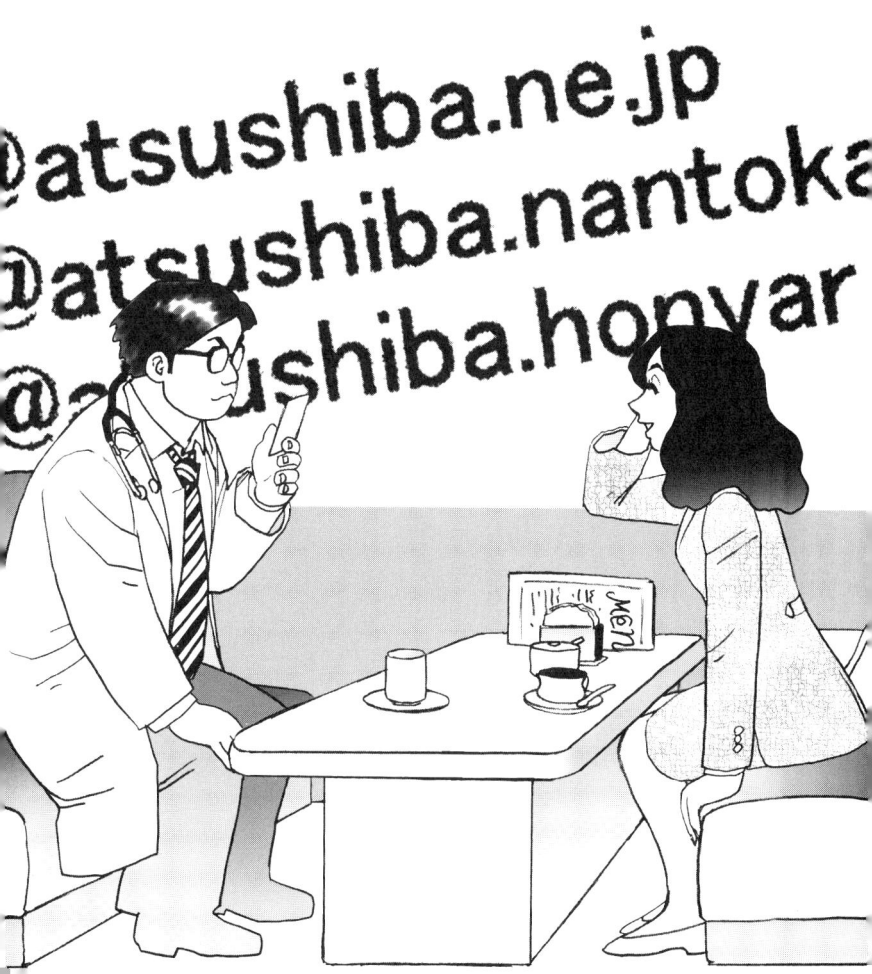

ベンダーとのつきあい方 その2 ―ぬけがけ陳情出張の勧め―

　一般的な病院システムの選定/調達の手順はどう見ても不合理だ。ベンダーとユーザの本格的な情報交換が始まるのは当然ながら、ベンダーが選定されて、契約が成立した後になる。で、いきなり怒濤のようなパッケージ展開作業が始まって、同時並行で多数の打ち合わせや会議が進んで、あれよあれよという間に仕様の細部まで決定してしまう。

　それだけではない。さらに大きな問題がある。最近の病院情報システムはほとんどがパッケージベースで、柔軟性の高いパッケージでも洋服に例えるとデパートのイージーオーダの背広以下の自由度しかない。ところがベンダー選定は、往々にしてパッケージの基本機能を詳細に検討して決定されるのではなく、金額のみで決定されたり、政治的決定だったり、悲惨な場合は「院長の勘」で決定される。するとどうしても病院のニーズには応えられない部分が出てしまう。そこで無理な「カスタマイズ」が行われる。自動車に例えよう。完成して仕上がった車がディーラーに届いている状態で「ラジオを換えろ」とか言うのなら無理な話ではない。しかし「窓の大きさが気に食わない」とか「マニュアル変速をオートマに換えろ」とか言い出して、きれいに仕上がった車の鉄板をぶった切って無様に溶接し直し、駆動系を大改修させている。

　なんでこんな事になってしまうのか。ベンダーは客に見せられるデモが可能になるまで外に出さない。デモは派手なインターフェースで飾られていても、本質的な問題点は決して見えないようになっていて、カタログスペックだけは豪華だ。そしてユーザは契約が成立するまでパッケージの機能面に口を出せないし、そ

もそも知る事さえできない、とするとこの無茶な要求は避けがたくなる。しかも、契約から稼働開始までの時間はなぜか常に短めに提案されてしまうので、パッケージのカスタマイズと設定変更だけでも、デスマーチ*が常態化してしまっている。まともな情報交換や建設的な議論などしている暇はないのだから、結果として供給されるシステムの使い勝手など、まともになるはずがない。

　何とかしなければならない。

　パッケージが設計段階で、まだ融通が利く時点で話を持ち込めば、こちらの意見が無理なく取り入れられるかもしれない。しかしその時点では導入も決まっていないし、契約すら何も成立していない。院内では出張旅費の調達にも苦労してしまう。契約するベンダーが不明なら、本当に何もできないのだろうか？

　ベンダーが無数にあるなら、何もできないかもしれない。しかし中規模以上の病院のオーダシステムと、電子カルテをサポートするパッケージを供給できる大手はそう多くはない。3年先が選定本番とすると、候補として選定される可能性の高いメーカーの全てと交渉するとしても、多分数社でカバーできる。しかし、その頃供給される予定のパッケージは多分開発中で、導入3年前の時点では、目に見えるデモなどは期待できない。病院側のスタッフに機能を抽象的に議論できるほどのスキルがあれば、データベースの構成や基本コンセプトについて抽象的な議論ができるし、話し合えば互いに得るところは非常に大きいだろう。

　こういう長期視野での情報交換で大事な事は、面接というか、会合の場所と相手だ。開発の中枢にいる本当に次期システムの特性を知っている人に会わねばならない。そんな人の時間はあまり

＊：過酷過ぎる労働状況

にも貴重なので、まず社外には出られない。病院の医者には得てして、自分たちが世界で一番忙しい人間だという誤ったうぬぼれがあるので、病院に座り込んだままで呼びつけて「相談に来い」とか「デモを見せろ」という態度をとりがちになる。これでは「現在」提供中のシステムについて型どおりの説明を生業とする、営業部隊の連中としか話はできない。形になっていない次世代システムの勘所など、営業部隊の彼らには見当もつかない。だから少人数で相手の開発本部に乗り込んで、短時間で話を切り上げて帰ってくる事にして、潜在顧客である事をアピールしつつ、「事情は分かっているんですが、無理にでもお願いします」として、ある意味、根拠のない会見を設定していただく。

　無理を通してこの会見を実現してみると、意外な成果もあった。特に現行採用システムのメーカーや先代メーカーの場合は、繰り返し現場部隊に主張していた案件の多くが、まともに開発部門には届いていなかった事が確認できたり、開発主任が膝をたたいて「そう言う事だったのか！」と納得する場面もあった。ユーザからの情報伝達ルートは、現場部隊の上に地域総括の営業部、その上の統括営業本部、さらに本社幹部を経て開発本部から担当開発者までの伝言ゲームが行われる。多数の病院の意見は統合され、しかも実際には現場を知らない、プログラムを組んだ事もない連中の多段階のフィルターを経るうちに、現場の切実な要求は希薄な、ぼんやりした姿に形を変えるらしい。この意味でも直訴はしなければならない。それも間に合ううちに。

　将来選定されるかどうか怪しくて、何の契約もない病院からの陳情要求なんて黙殺されても仕様がない。だいたい、抜け駆け交渉してもあちらさんには無意味かもしれないけれど、期待通りの会合にこぎ着けるのに失敗しても、大して失う物はない。

かつて、病院システムの構築が一品物のプロジェクトで、社内ベンチャーの担当であった時代には、担当エンジニアのフットワークも軽く、現場に出入りして直に病院の状況を偵察できていた。開発担当が白衣で偽装して、クリップボードとストップウォッチを手にして病院内を徘徊していた事もあった。

　いまや病院システムは巨大パッケージになり、開発者は次期システムの開発や多数の病院のサポートを開発本部に閉じこもって進め、情報収集は組織的に行う必要が生じて、現在のビジネスモデルが成立した。

　病院の意見や要求は常に「その他大勢」の発信するものと見なされ、かつ情報収集のタイミングは、契約が成立した後になるのでは実は遅すぎる。間に合ううちに可能性のあるベンダーに病院の方から乗り込んで行って要求を突き付ければ、結果として望ましいシステムを得られるかもしれない。

　そんな抜け駆けをして特定の病院の利益をはかるのはズルいだろうか？　未契約で連携行動を起こす事は、何かの法律に触れるか？　何の問題もない。むしろ今まで普通の病院が積極的にアピールしてこなかった事こそ、現在のパッケージの完成度に対する広範な不満として結実しているのではないか。病院に座り込んで、予算が付くまで何もしないで待っているのでは、当然の結末だ。

　宣戦布告して開戦する前に、仮想敵国とはすさまじい情報合戦が進行しているのが戦争の常識だろう。契約成立前に契約候補メーカーと非公然交渉をする程度の事は今でも行われているであろうが、差し迫ってからでは意味が薄い。遠い将来を見つめて、間に合ううちに動きたい。

　抜け駆け情報交換には、見落とせない副次効果もある。３年以

ベンダーとのつきあい方　その2　—ぬけがけ陳情出張の勧め—

上先が導入やリプレースの予定時期であるとして、今、やらねばならぬ事は何だろうか？　コアチームの育成だ。人を育て、チームとして一体感のある行動を取れるようにするには、時間が必要である。事が始まり、多数のワークグループや委員会が、混乱しながら同時進行して行く導入作業の過程では、各委員会にせよ、ワークグループにせよ、各部門からアドホックで招集されているメンバーのみでは、会議の中でも部門代表として各人の所属部門の利益を守るような方向に動きやすい。それを病院全体にとって最良の方向に軌道修正するには、メンバーが問題意識を共有している少数精鋭のコアチームが介入する必要がある。しかし常設の医療情報部とそこに所属する専従職員を維持できる病院は、大学病院くらいだろう。そうではない病院で、来るべき日にチームとしてスタートさせるためには、その時になって招集するのでは手遅れだ。現在の病院内での職分や担当にかかわらず、資質のみに着目して選抜したグループに、知識共有のベースをできるだけ広げる研修を繰り返す事が望ましい。この研修の場として、この抜け駆け情報交換は、格好の舞台にもなるのだ。教育効果がありそうなら、あえて契約する可能性の低いベンダーまで訪問ターゲットにしてしまう事もあり得る。

　では、今後この超早期事前交渉は一般化するだろうか？　残念ながら無理ではないかと思う。大方の自治体病院など財務状態もぎりぎり、目先の危機を乗り越えるのに精一杯で、そんな先の事など思いもよらない。ひょっとするとこの文の趣旨をご理解いただき、意外に多くの病院が同じアプローチを試みるかもしれない。その場合も残念ながら、別の意味でさらに望みは薄くなってしまうだろう。電子カルテとオーダシステムを必要とする病院を、

300ベッド以上とすると、該当する病院は日本に1500以上ある。それが潜在顧客の数だ。それに引き換え、対応できるパッケージを供給できるベンダーはせいぜい10社かそこらだ。この分野は、独特のノウハウや特殊なサポート体制を維持するために、新規参入の難しい分野でもある。1500の病院が、何年かに一度でも10社かそこらのどれかに対応を要求したとすると、もう本社に行っても最初の目標の開発の上流にいる人には会えず、説明専門の営業部隊が待っている事になるかもしれない。本来来客の相手をしない人を引きずり出して会おうというのだから、数が増えれば相手にとっては迷惑千万。残念ながら期待する対応は無理になる。

　それでも、これを書く事で、病院とベンダーの情報交換のあり方に、一石を投じたかった。今とは違う、病院との情報交換の関係を築く努力を始めるベンダーも現れるかもしれない、と期待はしている。

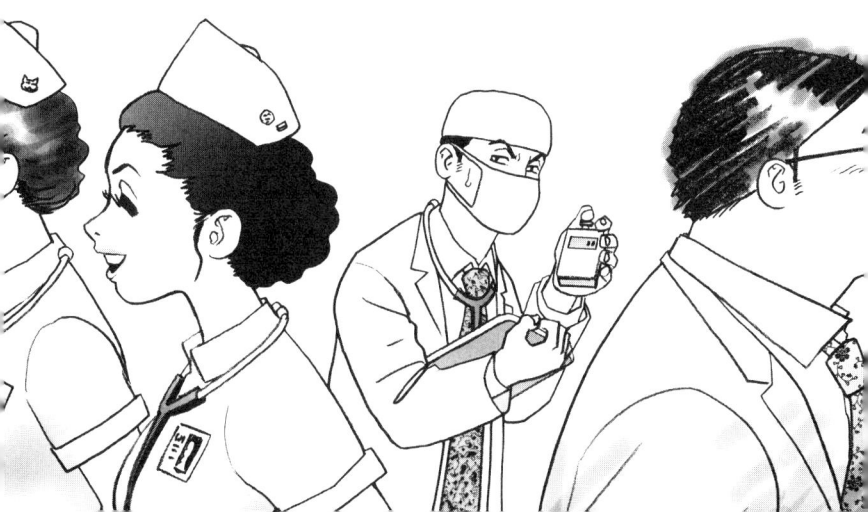

ベンダーとのつきあい方　その3　―実践編―

エピソード1

　最初は、現在契約しているS社だ。会見の趣旨も通じていて、新大阪で技術部門のかなり上流にいる人物とも会えた。次期システムの技術的な情報についても検討できた。残念ながら、スケーラビリティ*1は相変わらず乏しく、トランザクションのアトミック実行*2も徹底されていないし、シングルサインオン*3の見込みもない。それでも真摯な姿勢は感じられた。彼らは信用できるが、信頼はできない。

エピソード2

　昔なじみのN社にも、会見の意志は通じていて、本物のSE（システムエンジニア）が出てきているし、技術的な質問にも的確に答えてくれる。この会社は根性浪花節的な側面があって金儲けは下手なので、最近はちょっとシェアも落ちてきていて資金難のようだ。シングルサインオンを実現するために別社のシステムを導入するという。彼らは信用でき、そこそこ信頼もできそうだった。

エピソード3

　I社と交渉してみると、箱崎へ来いと言われて、少しいやな予感がした。技術者に会えるなら幕張じゃないのか。繰り返し趣旨

---

*1：スケーラビリティ／規模を大きくする事によるメリット
*2：トランザクションのアトミック実行／複数の処理をひとまとめにして、一度に実行する事。うまくいかないときはすべてを元に戻す。
*3：シングルサインオン／一度で複数のアプリケーションのユーザ認証を行う事。電子カルテは複数のソフトが同時に立ち上がる。ユーザ認証は一度で充分だが、何度も認証が必要となる事も多い。

をメールで説明し、失礼ながら病院まで来ていただけるような人としか会えないのなら、無理して東京まで出向かないので、静岡へおいでいただきたい、と伝えてあったのに、不安は的中した。会見が始まってオドロイタ。現役の技術者は１人もいない。偽物のSE（セールスエンジニア）しかいない。しかも揃いも揃って、無能だ。あらかじめメールで送ってあった質問は、現役の技術者なら説明なしで問題点を認識でき、即答できるものだったし、蛇足ながら質問の背景も丁寧に説明してあった。それなのに技術部門には問い合わせもしなかったらしく、どの質問にも的確に答えられず、問題点さえ認識できず、まともに答えないで蕩々と自社製品の優秀性をアピールし続ける。できの悪いビデオを見せられている気がして辟易した。こちらが一番情報を欲していた、次期リッチクライアントシステムについては一言もない。これがあの巨大会社、I社の正社員なんだろうか。「そんな秘密をこの時期に、一見さんに漏らせるものか、おととい来やがれ」という感じでもない。本当に質問のポイントが理解できないのだ。

　あらかじめリストアップしていた項目の検討が終了すると、フリートークになったが、用意していた技術的な意見や質問は出さない事に決めた。こいつらには別のアプローチがよかろう。

　手持ちの未確認情報を相手にぶつけて、反応を見る事にした。それも強烈な質問の連発だ。外交の世界では常套手段だし、I社の情報は手を尽くして集めてあった。最初の疑問は数年前、I社が「医療事業から撤退する」というふれ込みで、その時のユーザを一斉に切り捨てた事についてだ。実はあれは「偽装撤退」ではなかったかと疑っていた。全てのユーザを失う偽装撤退に何のメリットがあるのかって？　大ありだ。同じ業種に継続してサービ

スを提供しているベンダーの大きな足かせは、「後方互換性の維持」と「旧ユーザの継続サポート」だ。画期的な新システムを市場に投入しようとしても、アップデートしてくれたユーザが今まで頼っていた機能は、維持しなければならない。アップデートしないで昔のシステムを使い続けるユーザにも、最新の医療制度にかろうじて追随できる程度のサポートは必要だ。偽装撤退すれば、この二つを大きなペナルティを支払う事なく切り落とせる。新しいシステムは安く高性能になり、市場に戻って一気にシェアを奪還できる自信があれば、魅力的なペテンなのだ。この話を持ち出すと彼らは動揺し、言って良い事と悪い事の区別も付かなくなり、撤退した時期も社内では開発活動が継続していた事をあっさり白状した。しかも自分たちが漏らした情報の意味に気が付いてさえいない。やはり無能だ。しかも嘘を言わざるを得ないように追い詰めると、上司と名乗る特定の人物が話を引き取ってくれる。こいつが今日の嘘つき係か、と実に分かりやすい。

　次はセールスの姿勢のあり方だった。これも強烈なパンチで、手応えはあった。さらに動揺したところで、Ｇ大学附属病院事件を持ち出した。Ｇ市は今やＡ県Ｎ市の衛星都市になり果てたが、Ｇ大学はＧ県唯一の医学校でもあり、傲慢な姿勢は昔からの伝統でもあった。そのＧ大学附属病院が数年前に新築移転し、新病院の管理システムはＩ社が担当した。その移転のプロセスは前代未聞で、医療情報業界に衝撃を与え、地元医師会は激怒した。いきなり大学病院をシャットダウンし、全ての入院患者を強制的に転院させ、全ての外来患者も地元開業医や近隣の病院に押し付けてしまったのだ。その後６ヶ月かけて新病院開院の準備をし、田園地帯に突如出現した地球防衛軍の基地のような新病院は、電算シ

ステムを機能的にも融合し、見事な出来ばえに仕上がった。I社にとっては格好のショウルームにもなった。6ヶ月患者を路頭に迷わせたのみではない。G大学は関西のK大学や関東のN大学のように多数の病院を支配下に抱えているわけではないので、研修医のトレーニングも6ヶ月間ストップしてしまったのだ。そんな無茶に何の利益があるかって？　あるのだ。営業したままの病院を、移転させるだけでも大変。病院システムも変えるとなると、まず旧システムのふりをして稼働するエミュレーターか何かを動かして、そこからリプレース作業に入る必要さえあっただろう。動いているデータベースから情報を大量に書き出すだけでも、システムにとてつもない負荷がかかる。他の作業も大変だ。一旦システムを止めてしまえば作業は一気に単純化され、マンパワーもコストも開発時間も著しく節約できる。自動車に例えるなら、走らせたままの自動車のタイヤ交換をするのと、止めてエンジンを切ってタイヤを交換するほどの差がある。この件について追求すると、答えは「それはG大学の決定だった」と逃げて、納得できる釈明は得られなかった。素人のG大学の首脳が、次期システムを全面的に任せるI社に相談しないわけがない。積極的に誘わなかったとしても、魅力ある選択肢として提示する程度の事はきっとあったはず。状況証拠しかないが、有罪だ。

　そもそも、偽装撤退事件とG大学事件では、犯行の手口があまりにも似ている。一方的にユーザを切り捨てておいて、そしらぬ顔で市場に戻ってくる。手間とコストを節減するために、患者を路頭に迷わす事を平気でやる。本質的には同一のキャラクターが関与していると考えざるを得ない。I社は片方で当事者であり、もう一方では共犯に近い立場にあったはずだ。ただの偶然だろう

か？　ユーザより患者より、自社の利潤を優先するあっぱれな連中だ。ニックネームの「帝国」は伊達じゃあない。

　田舎の純朴なG大学幹部は、I社の放つダークサイドのパワーと煌めきに惑わされてしまった。I社にはダースベイダーのテーマ「インペリアル・マーチ」がよく似合う。技術の水準は立派なので、付き合い方によっては多少信頼できるかもしれないが、決して信用はできない。我ら医師の魂を掲げる騎士団は決してダークサイドの連中と取引をする事はない。しかしこれだけは言っておこう。May the force be with you!（理力のご加護の有らんことを）

　エピソード３はやり過ぎだったか？　医療情報の活動には、こういう側面も必要だ。情報部員は平時には仮想敵国の実情を探り、戦時（システム開発期）には自ら戦いに参加する。ボンド中佐だって所属は情報部だ。プロはここまでやる。機会があればエピソード４以降も読んでいただけるだろう。エピソード４のターゲットは業界最大手のF社だ。

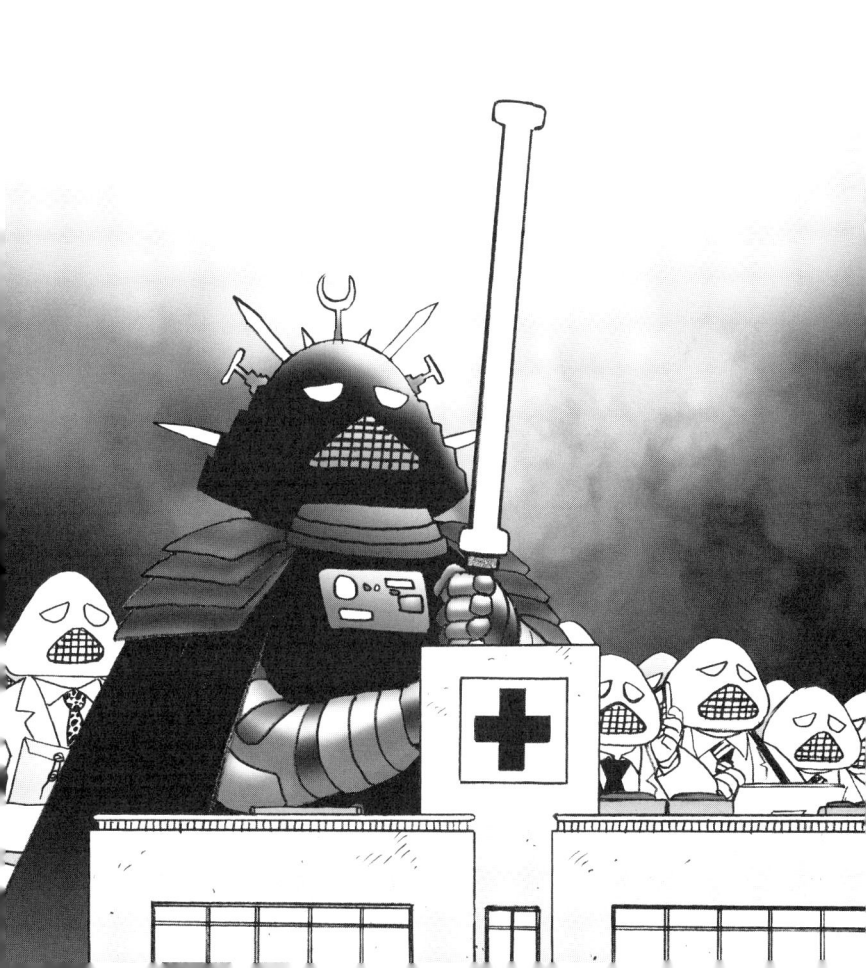

千里の馬は常に有れど

　国内でコーディングするのは、本当に不可能なのだろうか？
　レベルの低いアマチュアではあるが、私も一応プログラムを書くので、「ソースコードをいじる」のがどういう事なのか少しは分かるつもりだ。プログラムを書くには、高度に集中できる環境が必要で、自分の書いたコードでも久しぶりに変更する場合などは、まずコードを読み始めてから、意味のあるコードを書き加えられるようになる前に、1時間もかかる。他人の書いたコードなら場合によっては2~3時間かけて頭の中にトランプのお城を組み立てていく。それからやっとこさ真の作業が始められるのだけれども、ここで電話が1本かかってくれば集中力を失って、このトランプのお城は崩壊してしまう。同じ部屋で他の人が動いているのが見えただけでも、集中が妨げられて苦痛になる。3人がプログラムをいじくっていた大学院の研究室では、3人とも他の2人が視界に入らないように机を配置していたし、微妙な作業をする時はヘッドホンやイヤホンで好きな音楽を聴いて他人の気配を遠ざけていた。食事に出るときだって、相手がコードをいじっているようなら誘わない。
　ところが、病院システム大手と言われるベンダーの「開発室」に行っても、現場の出張作業室でも、開発者と称する人々は大部屋にデスクを構えて、しかもじゃんじゃん電話のかかってくるような環境で仕事をしている。あれで仕事になるのか？　研究室レベルのアマチュアとプロは集中力が違うとしても、より快適な環境に移してやれば、今よりよほど質の良いコードを書いてくれそうな気もした。
　もう一つの謎は、デスク周りの資料スペースが皆無な事だ。言語仕様にしたって微妙なところは確認しながら使う必要がある

し、昨今の「部品化された」プログラミングではライブラリの資料参照しながらでないと、ほとんど何もできない。アマチュアプログラマのデスク周りは資料本だらけだし、常に新しい分野に挑戦して自分のレベルを維持するためにはテキスト本も（邪魔されずにそれをゆっくり読める環境と時間も）必要だし、世の中に取り残されないように業界情報に触れ続けるための雑誌も必要で、本棚1本では不足したぐらいだ。

　ところが「プロたち」のデスク周りにはほとんど紙資料がない。必要な事は全部頭に入っているとか、気の利いたオンラインマニュアルもあるからそんなものは必要ないのだろうか？　ネット情報で雑誌の代わりになるのだろうか？

　で、やっと気がついた。

　あまりにもコードを書くには非能率に見える環境で全員が作業できるのは、そこには「真にコードを書いている」人がいないからではないか？　単にデザイン設定変更やインターフェースのパラメーター合わせ程度の作業をしているだけで、真のプログラマはムンバイか上海かシアトルとかで、快適な環境で能率よく仕事をこなしているのではあるまいか。

　20年前には、現場に来ているエンジニアに一声かければ済んだ簡単な仕様変更やパッケージのカスタマイズであっても、昨今ではずいぶんしつこく要求して3ヶ月も待たないと何一つ変えられない。その上、システム全体の導入の作業期間が6ヶ月とかに短縮されてしまっていて、レスポンスサイクルは2回ないのが普通だ。

　これでまともなシステムができると考える方がおかしい。そりゃあ一品物のフルオーダとパッケージの簡易展開では事情が違うとはいえ、「現場で話を聞いた人間がソースコードをいじる」の

と「仕様変更要求書類を本社に送って、稟議を経て変更仕様を固めて、それを英文に翻訳して世界のどこかに送って、何かが起こるのを待ってからテスト部隊がセッティングして結果を出して返してくるのを待つ」のでは、差が出る。

　いつからベンダーはプログラムの製造者から仲介斡旋業者になってしまったのだろうか。ここから先は段落の終わりまで全く想像だが、あまり外してはいないと思う。ホスト系からパソコン＆サーバ系へのパラダイム変換の時代に十分な数のWindowsプログラマを確保できなかった国内ベンダーは、海外下請けを大幅に導入したのだろう。で、多分その方が安かった。機能要求がホスト系からの移植のみであれば、機械的にコーディングすれば済む程度だったろう。プログラムが定型的で、機械的なコーディング作業であり続けるならばそのままでよかった。しかしこれは、企画からコーディングに至る工程が一方通行のホスト系の方法論でパソコンサーバ系のプログラミングを管理する試みだったとも言える。ユーザと共同作業の試行錯誤が必要な「使いやすい」ユーザインターフェースの構築には、フィードバックを迅速に反映する必要があって、この方法論で成功する事は期待できない。

　パソコン＆サーバ系のプログラム作成管理とは、どうあるべきなのだろうか。方法論の一つの「アジャイル[*1]」では、手早く作ったプロトタイプを現場に持ち込んでテストしてターンアラウンド[*2]の回数を稼ぎ、最終的に質の高い結果を出す。仕様を固めて、海外下請けに流していたのではこれはできない。だからと言って国内でプログラマを調達しようにも、到底集められないしコストも高い。

[*1]：「分析」「設計」「実装」「評価」を1サイクルとして何回も繰り返すことにより完成度を高めて行く方法。
[*2]：アジャイルの1サイクル。

コスト問題は別として、本当にプログラムする能力のある人間が日本から消えてしまったのだろうか？　それは、あり得ない。隠れてしまっただけだ。

　パラダイム変換の時代に使えなくなった技術者は、あっさり切り捨てられてしまった。あまり多くない知人にも、急に営業に回されたり、子会社に出向させられたりした人が結構いた。これを後輩たちは見ていたはずだ。先輩たちが使い捨て、切り捨てられるのを見れば、本来プログラム作成能力があり、やる気のあった人も、いつかプログラミングのパラダイムが再び変化した時にいきなり切り捨てられる運命を逃れるためには、コーディングに関係しない職種を希望して、間違ってもプログラマにはならないように努力するだろう。能力を隠してしまう事もあったはず。あるいは密かに協力してビジネスモデルを変え、切り捨てる部分を外注するように仕向けたかもしれない。これで犠牲者は出さなくて済む。結果、国内では真の実働プログラマは激減したはずだ。

　国内で必要な人材を調達するのは本当に不可能なのだろうか？
　優秀なプログラマの生産性は、平均的なプログラマの10倍とか100倍、あるいはそれ以上に達する。書かれるコードの量のみでなく「質」も評価対象とするなら、落差はそれ以上だ。しかも信じられないような短期間で、新しい開発言語や開発環境をマスターできてしまう。それなら、広くて静かな個室を与えて5倍から10倍の給料を出して、美人秘書を電話番に付ける事も意味があるはずだが、そうはいかない。たぶん普通の待遇で、平均的な給与をもらっている。これは日本的悪平等主義の結果ではない。優秀なプログラマ≒スーパーハッカーは評価されにくいのだ。

　優秀な野球選手や証券ディーラーがとんでもない給与を獲得で

きる理由は、能力を結果の数字として簡単に出せて、誰にでも評価できるからにすぎない。彼らよりよほど世のため人のために役に立っている名医や超絶技巧の職人は、同僚と大差ない給与しか貰えていないのが実情だ。「成果主義」として導入される評価体系も、単に評価の手抜きを正当化して人事部の責任を回避するだけのシステムである場合が多いので、真に評価すべき人を厚遇する事は難しい。

　ある程度以上の規模のソフトウエア企業なら、必ず社内に真に優秀な人材がいる。「千里の馬は常に有れど」というのは、いつの世でも確実に正しい。問題はハッカーを評価できるのは一緒に仕事をした事のある同レベル以上のハッカーでしかない、という事なのだ。「伯楽は常には有らず」もやはり正しい。そのスーパーハッカーが全能力を会社に捧げているかというと、まずそんな事はない。プログラマとして仕事をしていても、何しろ能力の２割ぐらいで割り当てられた仕事は片付いてしまうのだし、会社はその程度の給料しかくれないのだから、80％の力を自己研鑽に注ぎ込む事もできる。で、さらにハッカーはレベルアップして行く。

　Linuxのコードを読めば、その透徹した理性とデータの取り扱いの哲学的一貫性に感動さえできる。大金を投入して大部隊で開発しているWindowsより、要求メモリは少ないのに安定していて、かつ速いOSや互換性の高いオープンソフトが成立する裏には、企業内で正当に評価されずにくすぶる多数のハッカーの寄与があるに違いない。彼らを企業の寄生虫と見るか、宝の山と見るかは、その企業の力量による。

　つい最近まで、病院の基幹システムであっても、しょっちゅうシステムダウンを引き起こすとか、能力不足で到底実用に耐えないレスポンスしか得られないのが当たり前だった。そんな状況で

は要求されているのは安定稼働第一であり、ユーザの快適な作業環境とか、ヒューマンエラーを誘導しにくいデザインなどは優先順位が低かった。ハードウエアの進化と、オラクルなどのデータベースパッケージ、仮想化技術の進歩で、レスポンスや安定動作は手の届く目標になった。次の差別化はどこで起こるのだろうか。エラー防止や作業環境を重視した「気の利いた」デザインが、まず求められるだろう。個々の病院事情に合わせたカスタマイズを可能とする、仕様変更のターンアラウンドの短縮もさらに強く望まれるだろう。これらに迅速に対応するために、今一度国内で開発する事を考えても良いのではないか。

　パソコンのハードウエアは、かつて日本で多くのメーカーが自社生産していた。CPUまで自社で生産する会社もあり、独自のデザインを誇り、国内で組み立てていた。トップブランド数社を除いて現在、中小メーカーではデザインはアップルから拝借し、台湾で部品を調達して上海で組み立てて、国内で販売するのが主流になってしまった。設計能力も生産能力も空洞化して回復不能で、あとは台湾メーカーが直販でシェアをぶんどっていくのを座して待つのみ、という悲しい現状でもある。これはハードウエアだけで収まる現象だろうか？　病院システムにしたところで、今は下請け先と考えている連中が独立開業して、さらに日本に現地法人を設立してシェアを獲得する時代が来るかもしれない。安易に下請け任せにしている仲介斡旋ベンダーの将来は、長期的には危うい。多少コストが高くても社内のプログラマを再評価して国内開発にシフトするのは、短期的には損な話なのだが、長期的には安全策になるはずだ。

お客様の意見は常に正しい？　その１

「どういう基準で新しい機能をパッケージに実装しているのか？」と、どのベンダーに聞いても、「お客様のご要望の多いものを優先して」と判で押したように答える。これは額面通りに受けとるとしても、「お客様の要望」は常に正しいのか？　多数決で良いのか？　調査精度は大丈夫か？と、問いたい。

　米国自動車産業が我が世の春を謳歌していた１９５０年代、フォードは「マーケティングで人気の高いスペックを、いいとこ取りで盛り込んだ」新車エドセルを鳴り物入りで市場に投入した。結果は伝説的な失敗だった。

　「お客様」は本当に自らが必要としている機能を知っているのだろうか？　メーカーは調査活動で「お客様の真の要望」を、期を失せず認識する事ができるのだろうか？　少なくとも抽出された意見のみに頼るのでは不足だろう。

　お客様の声を聞いているだけでは、トヨタは他社に先駆けてプリウスを開発できなかっただろうし、多数決では、スーパーカーと呼ばれた名車たちが生まれる機会もなかっただろう。お客様の意見は「常に絶対」ではない。

　技術者でもないうえに、自分ではろくに運転もしないマネージメント部門上がりのトップが支配する自動車会社ならば、顧客意見の絶対視もやむを得ないかもしれない。しかし確固たる信念や統一性のあるパラダイムを持って玄人が開発し、製品を生み出している会社が前者に優る可能性は高い。

　日本の電子カルテベンダーはどちらだろうか？　今の状況では、米国の自動車会社の轍を踏みつつあるように見える。必要の

ない、むしろ「あると有害」な機能までも「一部の顧客の要求」を盾にとって、問答無用で気前よくパッケージの標準機能に盛り込んでくる態度は、本当に必要な何かをどこかに忘れてしまっているのではないかと疑いたくなる。

　導入作業進行中にベンダーに何らかの機能の追加を要求したとする。あっさり作り込みを認めてもらえる場合もある。「技術的に不可能です」と言われる場合も多い。コストがかかりすぎるとか、時間的に無理とか、いろいろな理由で断られる。しかし、あっても良いはずの、次の回答に出会った事がない。
　「その機能が存在すると、こういう運用上の危険が発生するので止めた方が良い」
　運用中のシステムに、どう見ても危険な機能が作り込まれているのを発見する事はたまにあるが、逆にベンダー側から、「危険がありますので、すでに盛り込んだこの機能を削らせて下さい」と言われた経験もない。実はこっそりやっていたのかもしれないが、リコールのない工業製品なんて、あり得るのだろうか？
　顧客の要求を技術的に、あるいは開発コストの面から再検討する習慣はあっても、その機能を追加する事による運用上の危険の新たな発生についてはどうやらほとんど検討されていないらしい。この部分を経験の浅いユーザサイドに押しつけたままで、安全なシステムを構築できるのだろうか？

お客様の意見は常に正しい？　その２

　あるべきではないのに電子カルテに盛り込まれつつある機能の例を示そう。

　医師が記述する患者についての文章記録、これは電子カルテの中心になるデータだが、ベンダーによって呼称は違うけれど、患者記事とかプログレスノート等と呼ばれている。で、この部分に書き込むときの表現力と、ブラウザの機能の変遷は、どうも気にいらない方向に競い合って進みつつある。

　当初は、書き込み時にフォントのサイズ（文字の大きさ）も色も変更できず、いわゆるテキストエディタそのものの機能しかなく、文字飾り（太字、アンダーライン、ストライクスルー等）も画像の貼り付けも設定できなかった。それがどんどん表現力が豊富になり、図や写真も貼り込めるようになり、競い合って機能強化した末、リッチテキストを操作できるようになり、ベンダーによっては「マイクロソフトワードの表現力をすべて使用可能」が当然になってしまった。

　これは正しい機能強化の方向性なのだろうか？

　一定の表現、特定の色、特定のフォントは、特定の目的のために温存しなければならないのではないか。例えば患者の経過記述の特定の部分や検査データなどを示すマークを貼り付けられる機能があったとする。それが「マークである」のを示すのに、特定の色、あるいはアンダーラインを付けるなどで、区別しなければならないだろう。マークでないものにも文字飾りで同じ表現を使えるとすると問題ではないのか？　修正箇所や確定前に抹消された記録は~~ストライクスルー~~または「~~二重線~~」で示すとすると、文字装飾としてのストライクスルーも禁止しておく必要はないのか？

文字の位置や図の配置に意味があるとすると、1頁単位で参照する必要ができてしまう。参照するウインドウの幅も書き込み時の設定に近いものが必要になる。

　「ワード」は最終的に紙に印刷する前提のソフトであり、ページの切れ目とか紙のサイズを常に意識する必要がある。勝手な書式で様々なデザインで書き込まれては、その文書の参照はやりにくい。何より、テキスト情報におけるフォントの選択や色選び、図の配置などの「デザイン属性の定義の権利」が100％書き手にあるのが当然とされているが、これは当然の事だろうか？

　プログラム経験のある方ならご理解いただけると思うが、ソースコードを参照＆編集するエディタでは「フォントの選択や色などの定義の権利」は100％読む側にある。だからプログラム中における予約語（プログラム言語が使用しているので再定義が許されない単語）やプログラムの構成要素を目的に応じて色分けを変更しつつ参照できる。この機能がなければ他人が書いた膨大なソースコードを見る気にもなれない。フォントも、文字のサイズも、視力や使用するディスプレイのサイズ、使用できるウインドウのサイズに合わせて読み出す人が設定できて当然だ。プログラマにとって当然のこの権利を、なぜに医師には与えてくれないのか？　他人の記述したテキストで医療記録を読むのは、他人の書いたソースコードを読むのと同じ問題があるのだ。書き手の様々な記述スタイルに振り回されていては、読む側はたまらない。「電子カルテは参照しにくい」という印象はかなり一般的なのだが、表現力の豊かなエディタを書き手に与えて「読みやすく書け」と命じるのが今までのこの問題への対応パラダイムだった。しかし、どういうデザインが読みやすいのかは人にもよるし、少量のデー

タの中での読みやすさと莫大に蓄積されたデータに埋もれた状態での読みやすさは異なっていて当然でもある。書き手に大きなデザインの自由度を与えたのは間違いだったのではないか。プレーンテキストとしての文書と、せいぜい太字強、上付き文字、下付き文字程度の文字装飾のみに限定して図を「行として」挿入する事のみを書き手に許して、読み手が設定できるブラウザの方に様々な表現モード、サーチ機能、自動分類機能を駆使した結果を色やフォント、配置で表現する機能を持たせるべきではないのか。その方が、ずいぶん見通しが良くなるはず。

　そして、頁構成をいちいち定義して順番に処理する必要もなくなるので、同じ程度のマシンパワーでも遙かに高速に応答する「ブラウザ兼エディタ」も作成可能だろう。「原本として紙のイメージが必要」な事情もあるので、リッチテキストとして頁に区切った情報を表示＆印刷できる機能は必要だが、書き込みと読み出しの基本モードはテキストベースとするべきなのだ。

　今後はテキスト情報もプレーンテキストから様々なタグを内包したXML文書へと診療記録の標準が変わるだろう。タグ情報をどのようにブラウザで表現するかを考えると色や文字装飾を限定しておかなければならない。「ワードのすべての機能が使えますよ」なんて自慢は恥ずかしくて口にもできなくなる。他人の書いた膨大なテキスト記録から必要な部分を探し出して読まねばならない事情は変わらないのに、医師にはプログラマにとって当然の権利を金輪際認めない、というのは変じゃないですか？　プログラマ諸氏には猛烈な反省を要求したい。

誤りは人の常

　知り合いに、ドイツ人の技師でヨット設計者がいる。奥さんは日本人で、日比谷の帝国ホテルのプールで知り合ったと聞いた。ただし、その「知り合ったきっかけ」は、かなり危険なものだったらしい。当時、帝国ホテルのプールには見るからに飛び込めそうなスタート台があった。しかし、このスタート台から大人が飛び込んで、がんがん泳ぐには深さが足りていなかった。スタート台は単なるプールの飾りだった。「飛び込み禁止」といたるところに書いてあっても、その時彼は日本語がまだ読めなかった。飛び込み台があるならば、十分な深さがあると思いこんでプールの底に顔面を激突させ、病院に運ばれ、たまたま居合わせただけで親身になって看病してくれた、日本娘と結婚した。「飛び込み禁止」と書いてあったのに、飛び込んでしまった彼が悪かったのか？　全世界からどんな人が来るか分からない帝国ホテルのプールには、スタート台はあってはならなかったのだ。奥方の前でその時の話をする場合、彼はそれを「人生最大の幸運」と言う。首の骨が折れなかったのが幸運だったのか、パートナーを獲得できたのが幸運だったのかは不明だ。

　電算システムでも「やってはいけない事」は、できないようになっているべきだ。ところが特定の操作ができないようにするには、その「できない」という機能を実現するために、面倒な作業や取り決めが必要になる事が多い。そこで、ベンダーの連中の好きな言葉、「運用でカバーする」が出てくる。「規則で禁止しておけばいい」「常識で考えればそんな事をする筈がない」等々。それで何か具合の悪い事が起きてしまったら「不注意だった当事者が悪い」と責任を免

れる時の合い言葉が「運用でカバーする」なのだ。本当に常に、当事者が悪いのだろうか。

　トロンビンは抜歯後や胃の出血等、出血している血管の外側に貼り付けて出血を止める薬で、不可欠な薬剤なのだが、血管に注射する事はないのにも関わらず、かつては他の注射薬と全く同じパッケージに入っていた。トロンビンには、一気に血管内に注射すると即死するという危険な側面もある。そのトロンビンを注射薬と類似のパッケージから、類似の注射器を使用して取り出すので、日に何度も他の注射薬を点滴ラインから注入した患者さんに使う時、うっかり血管につながるチューブに注入して患者さんが亡くなってしまうという事故が頻発した。その後、大きく赤く「注射禁止」と書いたラベルが瓶に貼られた。それでも事故は続いた。トロンビンのパッケージを変え、専用注入器を使わないと取り出しにくくして、やっと事故の発生率は激減した。それまでには１０年以上もかかり、その間事故が起こると、当事者の医師や看護師が責められたのみで、コストを下げるために流用パッケージを使用し続けたメーカーには何のおとがめもなかった。あれでよかったのだろうか。

　「表示で注意喚起」「規則で禁止」が望ましい選択肢ではない例を示したが、警告は乱発されやすく、よほど注意しないと有効性を失ってしまう事にも注意が必要だ。
　際どい入力、危険性を含む可能性がある場合、入力者が誤っている可能性が高い場合等でも「禁止」するほどの事がなければ「警告」を出してすませる。つまり「コレコレシカジカの入力を登録しようとしていますが、本気ですか？」のたぐいだ。

しかし警告は往々にして乱発される傾向があり、実質機能していない事も珍しくない。踏切で遮断機がおりているのに無理に渡ろうとして死んでしまう人たちは後を絶たない。
　踏切で遮断機がおりていれば、「電車が来るぞ」という警告だ。それは誰もが理解しているはずなのに、なぜ遮断機をくぐって踏切に入って、電車に跳ねられるのか？　もちろん警告が有効でないからだ。ほとんどの場合、踏切での遮断機くぐり事故は、続いて反対側から来た列車にはねられる。日本のほとんどの遮断機は列車が通過した後もしばらく鳴り続けてから開く。もう列車は来ないのに、しばらく鳴っているのは、その間嘘をついているのと同じで「誤った警告」なのだ。オオカミが来ないのに、オオカミが来ると繰り返し叫んだ少年は、本当にオオカミが来たときに信じてもらえなかった。もしも、列車が通り過ぎた瞬間に遮断機が跳ね上がるように作られていたら、まだ閉まっている遮断機をあえてくぐろうとする人はいるだろうか。警告を無視した当事者に責任があるように思える事故でも、システムに改善の余地がある場合がある。必要もない警告が出てしまうのは、きわめて危険な要素であると認識すべきなのに、安易に警告を乱発する事でシステムの安全性が高まると信じている人が多い。警告すれば、あとは操作者の責任とみなしてしまうのは単なる責任逃れそのものだ。

　電子カルテでも、本当に必要なのはデザインと操作性の統一だ。
　電子カルテでのデータ交換に必要な単位や項目名称の統一（標準化とも表現される）は比較的順調に進んでいる。またまた自動車に例えて恐縮だが、例えばバッテリーの幅や電圧が統一されていればコストダウンに直結するのでベンダーのインセンティブは高い。しかしエンドユーザにとって大切なのは、むしろ操作性やデザイン

の統一だが、こちらはなかなか進まない。ベンダーにとっての魅力が少ないから、まあ仕様がない。厚生労働省も研究班を作ったりしているけれど、なかなか前進できないでいる。それで、運転席に座ってみると、目の前に自動車のハンドルらしき物が現われれば幸運だが、時にヨットの舵輪だったり、ジェット戦闘機の操縦桿だったりする事もある。右にあるペダルがアクセルとも限らない。アクセルには「アクセル」、ブレーキには「ブレーキ」と必ず書いてあるのだが、「ついうっかり」が頻発しやすくて、油断はできない。病院を掛け持ちしている医師は特に大変だ。

　遮断機が、電車が通り過ぎた瞬間に確実に跳ね上るように作るのと、「遮断機をくぐってはいけません」というキャンペーンを張るのと、どちらが実現が容易で、どちらが効果的なのかを考えると、この国で命の重さの評価が地球より重い等とは冗談そのものだ。
　最近の踏切にはさらに危険な要素が取り入れられている。JRは何を考えているのだろうか？　列車が来ない時には「踏切注意」という赤いサインが常に点滅している。最大限の警告である「赤の点滅」を垂れ流しで使っているのだ。視野の隅で赤いランプが点滅している事に慣れてしまった人は、ある日、遮断機が機械的に故障して閉じなかった時に視野の隅に赤い光が点滅していても、無視して渡ってしまうかもしれない。いつも点滅しているサインが緑色だったら、列車が接近している場合の赤いサインを見逃さなかったかもしれないのに。

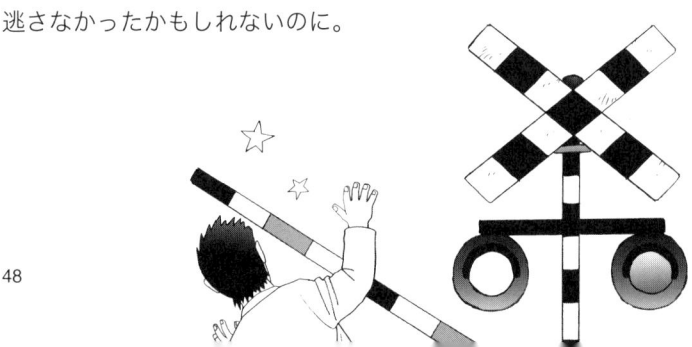

インシデントレポート

さて，最大限に安全と想定されたシステムでも，きっと間違いは起こる。その前に、間違いが起こりそうになってヒヤっとする、かもしれない。そこで、インシデントレポート。

かつて、使っている道具が単純で、人間的組織も複雑ではなかった時代には、安全性を個人の責任で確保できたのだろう。道具が複雑になり、人の動きも見通しが悪くなると、必ずしも当事者には責任のないアクシデントもあり得る。その時「当事者に必ず何らかの責任がある」という先入観で対処したのでは、危険性のあるシステムの盲点を報告するレポートは得られなくなってしまう。さらに、余計な事を報告すると、あとで責任を追及されたり、出世に響いたりするかもしれない。これではシステムの改善に必要なレポートが出てこない。

これを最も痛切に感じていたのは航空業界だった。飛行機が落ちたのでは客が減る。当事者の責任を追及するよりも、事故につながる構造的な欠陥を改善するのが優先されなければならない。しかし報告を出した事で結果的に損をする可能性があるのでは、必要なレポートが出ない。それで、「免責」である事を前提としてレポートを集める制度ができた。それがインシデントレポートだった。電子カルテやオーダシステムとは別に、既にインシデントレポートと呼ばれる仕組みは稼働しているが、より早く、より敷居の低い報告を実現するために、システムには独自のインシデントレポートが付加されるべきだ。

電子カルテは、否応なく病院を変えるだろう。

今までと違うのは、情報が目に見えない形で運ばれ、定まった「形」がない点だ。誤りを引き起こしやすい情況も把握しにくい。今まで誤りが起こりやすかったポイントは、それなりの対策が施されるだろうが、紙のカルテがあれば起こり得なかった誤りが、必ず発生するだろう。その被害を最小限にとどめるには，使用者全員が協力して潜在的な誤りの源を追求する事が必要である。

理想は、常に安全が最優先だが、スケジュールの都合で様々な局面で見切り発車せざるを得ない現状では、使用開始後に、「実は安全ではなかった」事が発覚する場合もあるだろう。その時、たまたま当事者になった人に責任を押しつけて済ませていては、真に安全なシステムは実現不可能だ。ミスを誘うシステムの作りや、操作の流れになっていたかもしれない。

インシデントが発生しなくても、システムのどこかに帝国ホテルの飛び込み台が残っていたら、それもインシデントレポートに書くべき。システムのインシデントレポートは匿名のメールで、担当者でも誰が出したのかは知り得ない。ま、それだからこそ返事は来ないけどね。

ダチョウ倶楽部　その1 ―ダチョウ糞害の実態―

　ダチョウは危機に瀕すると頭だけを砂の穴に埋め、体の残りの部分は全く無防備で「危機が去る」のを待つそうだ。本当かどうかは知らないが。市立県立を問わず、多くの日本の自治体病院は、人のカタチをしたダチョウの群に苦しめられている。ある病院に来てみると、県庁からの派遣組の「医療情報室」はまさにダチョウ倶楽部だった。

　通常、自治体病院の事務職員のほとんどは、自治体からの派遣で成り立っている。総務や経理なら問題ないかもしれないが、本来ならば、高度な技術職であるはずの医事課や電子カルテの管理担当部門までこれだからたまらない。3年とか5年で職場を移って行く彼らには病院への帰属意識は薄く、多少の例外はいるにせよ、ほとんどは病院の将来には何の興味もなく、定められた期間を無事やりすごす事にのみ専念している。期間中の自分の仕事が増えないように配慮し、病院を合理化しようとか、長期計画を真剣に考える事もまずない。

　医療情報担当の技術職員はある意味、かわいそうでもある。本来の彼らの目標は本庁の奥の院で自治体を支えるシステムの神主となる事であるのに、現業の出先機関で、命令系統としては本来、技術職員であるにもかかわらず、事務系の支配下に入ってしまっている。どんなに「良い仕事」をしても上司に評価される事はない。逆に手を抜いても一切とがめられない。目立つ失敗をすれば、何に挑戦していたのかも理解されず、一方的に非難されてしまう。彼らが病院に派遣されるのを左遷、罰ゲームあるいは便所掃除当番のように認識してしまうのも無理はない。彼らが極端に「ダチョウ化」してしまっても当然だ。この「ダチョウ病」はどうやら伝染

性があるらしく、派遣職員のみで構成される「医療情報室」とか「総務部企画課」は一気にダチョウ倶楽部になる。

　現場にいる時の彼らがひり出したダチョウの糞は、ダチョウが病院から去っても時に病院に危機をもたらす。私が勤務する病院では、オーダサーバのCPU稼働率が、時として運用中に90％を越える。連日最高値は80％台なので、レスポンスの悪さに現場は辟易しているし、何かあれば一気に破綻してしまう。普通、サーバは30％から50％で運用して、50％が出るようなら増強が必要であり、80％に達すれば誰かが始末書を出すのが必須というのが常識だった私にとって、この運用状況は驚異的だった。もちろん、なぜこんな事になっているかを調べた。前年度まで赴任していたダチョウの糞が効いているようだった。彼は在任中に自分に仕事が回ってこないような「サーバ増強長中期計画書」を残していた。それは、横から見ると手抜きをするための糞そのものだが、上から見るとクリームがかけてあって、一気に飲み込みたくなるようにしつらえてあった。すなわち、無理のない予算請求と前サーバのリースアップ時期に合わせた一見、合理的な計画だったのだ。事務屋の上司はそれを飲み込んでしまった。「サーバを増強しなければ、病院の運用が危機にさらされる」と説明しても、「専門家が作成した増強計画に沿ってしか予算は出せない」と断られる。まあ、その事務系の上司もダチョウなんだから仕方がないが。

　電子カルテのみでなく、日本中の自治体病院業務の色々な局面でダチョウの害が目に余るので、最近は病院を「独立法人化」して、病院直属の職員を増やす計画も多い。しかし、一気に人を入れ替えるのも無理であり、即戦力の人材を集めるのも困難なので、毎年新人を少しずつ採用して育てるしかないのだが、事務系職員の

半数を入れ替えるだけでも10年以上かかるようなペースでしか事は進まない。当分はダチョウ倶楽部と付き合い続ける必要があるのだ。やれやれ。

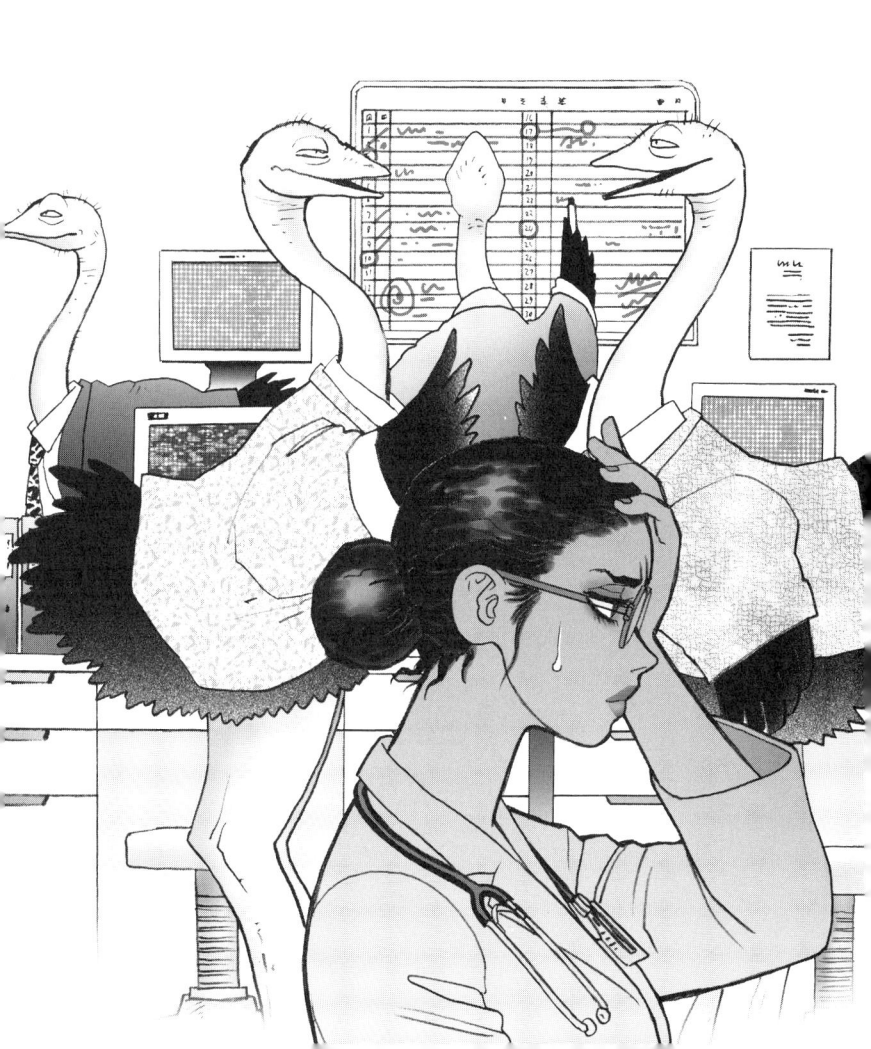

ダチョウ倶楽部　その2　―ネットワーム問題とダチョウ―

　病院情報システムにとって、2008年時点における最大の脅威は「ネットワークワームのシステム感染」になっていた。「守りが確かで十分管理されているはず」の大学医学部附属病院が、1年少々の間に3カ所もシステム感染を引き起こし、いずれも一時的に全システムの運用停止を余儀なくされ、仮復旧に2〜3日、完全復旧に週単位の時間を費やした事が業界内では知られていた。どの病院もシマンテックやトレンドマイクロなどの抗ウイルス大手とコーポレート契約をして、常に定義ファイルも更新して守りは万全と安心していたらしいのだが。

　感染経路は、一つの病院では病院のシステム端末が物理的にインターネットに直結されていて、中国の医療サイト(?)を閲覧しただけで一気に数種類のウイルスとワームを注入されてしまったらしい。インターネットと業務システムは論理的には分離されていたようだが、ワームはその壁を越えて広がってしまった。残り2カ所では職員が使用したUSBメモリドライブに潜んでいたらしい。
　この病院のシステム端末では、さすがにインターネットからは隔離されていたが、USBをドライブとして認識してそこからの「プログラム起動」さえ許可したモードで解放したままだった。CDドライブも同様。もちろん、「ルールでは」職員が私物のUSBメモリを突っ込む事は一応禁止されていたが、現場のナースはそんなルールは気にしていない。自宅で作成してきたワードの文書ファイルを詰め込んだUSBメモリを病棟の端末に突っ込んではワードを起動してシステムのレーザープリンタで打ち出して会議に向かう。まあ、病棟にナース用の十分な事務環境が整備されて

いないので当然かもしれない。アンケートでは51％のナースがこのようにシステムプリンタをある意味私物化して使っていると答えていた。この現状を知っていたので、会議では繰り返し端末のUSBをドライブとして認識しないように設定するように説いたけれど、医療情報室（＝ダチョウ倶楽部）は言を左右させて、結局は一切USB設定を変えようとしなかった。病院の外から紹介状に添えた情報として様々なCDやDVDを持ち込んでくる患者も増えつつある。しかしそのCDやDVDもいきなりシステム端末に突っ込むのは安全とはいえない。どこかで検疫する必要があるはずなので、何らかの検疫システムを設定しようという提案も、具体案を何種類も提示しても医療情報室は実質的にすべて却下した。いずれも電算システム運用の実質的意志決定機関であるところの「電算推進会議」の決定を無視するものでもあった。20年前、この病院では医療情報室とは県から派遣されている技術職と事務官、病院の現場の医師とナース、医事課の職員からなる合同チームだった。県からの派遣職員も「病院の職員」としての自覚と見識を持っていたが、いつの間にか県からの派遣者のみで凝り固まっていて、現場の病院にデスクはあっても気分は本庁勤務。何かをやってもらうには病院は彼らに「お願いしてやっていただく」状況になってしまっていた。彼らに唯一命令監督できる院長がしっかりしていてくれれば良かったのだが、院長も困った「アッチラ大王[*]」だったので、もう、どうしようもない。

　医療情報室のメンバーはとにかく形式的な事務管理に固執し

---

[*]：アッチラ大王／無慈悲で残忍な独裁者、ではない。意識が常に「あっち」、すなわち県庁の方を向いていて、身内からの意見や提案は一切聞き入れない。困ったちゃんなのは、電子システムや情報管理にはほとんど素人なのに、ご自分では「十分に知っている」と認識しているようで、一切勉強する気がない輩の事。

ダチョウ倶楽部　その2 —ネットワーム問題とダチョウ—

て、彼らの「管理物件」を増やしたり手間のかかる事を始めたりするのは金輪際拒否する事に決めたらしい。そうやって頭を砂に埋めて３年から５年の病院「当番」を無事勤め上げて、本庁復帰する日を待ちこがれているのだ。病院に本物の危機が接近していても「危機が見えないふりをして」やり過ごそうとするダチョウ倶楽部に成り下がっていたのだ。多分、システム感染事件が起こってしまったら、きっかけを作った個人を「ルールを無視した」と徹底攻

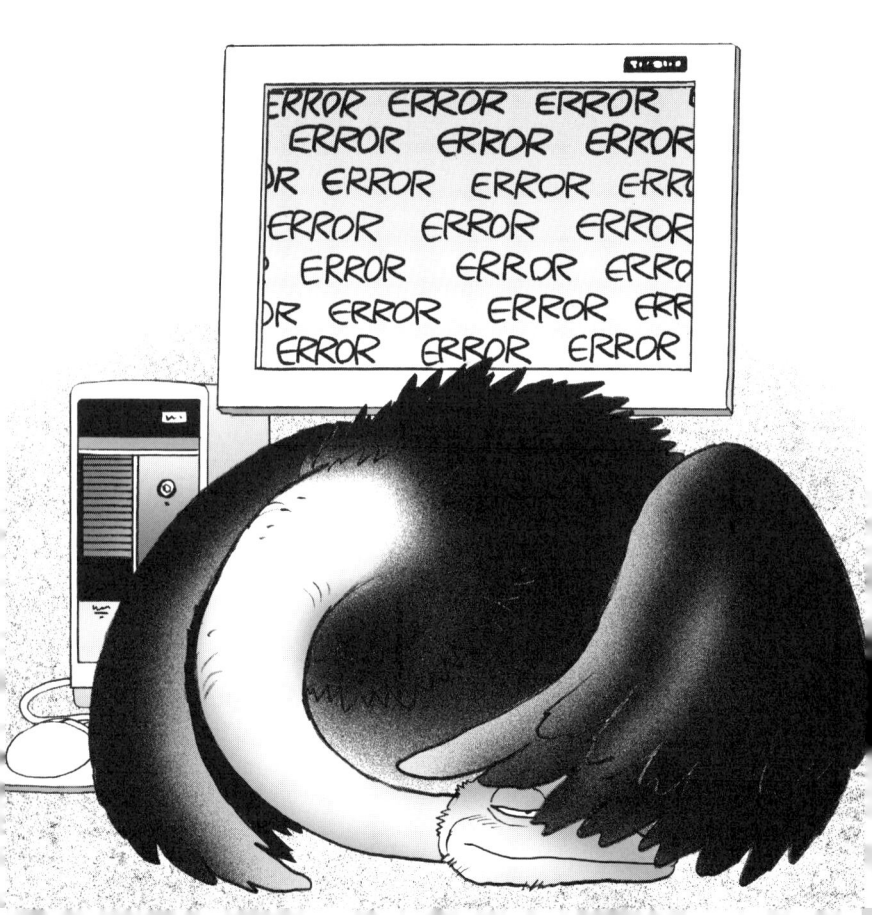

撃して、危険な現状を放置した自分たちの責任を回避するつもりでいるのだろう。

　彼らについて、もう一つ我慢できなかったのは、素知らぬ顔で一般ユーザに「嘘をつく」事だった。相手が技術の細部も理解できなくて、他の病院の事情をよく知らないのであれば、だますのはたやすい。ちょっと手間をかければ実現できる事でも「本質的に困難」とか、他の病院で当然のように運用されている形式を「非常識であって実現不可能」と断言する、枚挙にいとまがない。まあ、たまにはだまされない輩もいるって事は気が付いているのだろうか。彼らが本気で彼らの主張をしているのなら、よほど能力が低くて業界の常識知らず、という事になってしまうが、それはそれで困る。根性は悪くても賢い奴の方が愚か者より付き合いやすいのだから。困るのは、ユーザ教育や院内での啓蒙活動も彼らの本来業務の一部のはずなのだが、「由らしむべし知らしむべからず」が基本方針なんだから放ったらかしで、病院全体の平均的ITリテラシーレベルはきわめて低くなってしまっている。これでは現行システムの運用にも問題が出るが、それ以上に次期システムを構築する人材が育たない。システムの構築にはコアになる数人の「全てをわきまえた」奴ら以外に、多数の「運用と情報の基本を理解している一般職員」が必要になるのだから。

病院にロシアの潜水艦

2008年11月8日、日本海を航行試験中のロシア海軍原子力潜水艦で消火装置が誤作動を起こし、窒息性のガスが噴出して乗員やエンジニア20人が死亡した、とのニュースは聞いた事があるはず。初期からオーダシステムを導入していた病院には、ロシアの潜水艦が潜んでいる可能性がある事を友人から聞いて、ちょっと調べると、確かに私の病院にも一隻隠れていた。

電力機械室だとか、コンピュータのサーバルームとか、火事になっても水をかけると事態が悪化しそうで、かつ普段、人が常駐していない部署には不燃性ガスを充満させるタイプの消火設備が設置されている事が多い。古い施設ならハロン（温室効果ガスなので、最近は使用されない）、新しい施設なら炭酸ガスとか窒素を使う。もちろん、その区画に人が残っている状態で作動すると、取り残された人は窒息死してしまう。

かつて、私の勤務する病院の西館は3階全体が、ホストコンピュータと無停電電源装置のサーバスペースで、人が詰めている医療情報室は2階に設置されていた。したがって3階のほとんどがハロン消火装置の区域だった。コンピュータはどんどん小型化しているのでサーバルームの必要面積は減少し、3階のパーティションを区切り直して4分の3の面積を医療情報室、ベンダー要員の詰め所、会議室や資材置き場と、その管理担当の詰め所として利用されている。しかし、模様替えした時にハロン消火設備はそのまま残された。

人が常駐している部屋に、ハロンが出てくる可能性がある。サーバルームのパーティションは耐圧でもないし、厳重な気密ドアでもない。そもそも天井裏はつながっているようだ。ハロン消火設備は手動で起動する事もできるので、いたずらやテロ行為、あるいは単

なる誤作動で起動されてしまう危険性もある。次に管理業者に、広さに合わせて噴出量を変えたかどうか問い合わせた。変えていなかった。3階全体を満たす量のガスが噴出してしまう。作動すればパーティションからあふれたガスは3階全体に広がりそうだ。

　消火設備を適正化する工事には結構な予算がかかる。現実的には改修工事の順番が回ってきた時にしか手がつけられない。せめて現場職員にハロン消火設備の問題点と、ハロンの性質（窒息性。空気より重いので水のように部屋に溜まるから、火事で一般的に勧められる姿勢を低くしての行動は危険になる等）および、ハロン消火設備が起動されると、噴出前に一定時間自動放送されるアナウンスの意味などを周知徹底するのが妥当な対策だが、それさえも不十分だった。それどころか3階常駐勤務者で、この事実を了解しているのは医療情報室の人間だけで、しかも彼らは安全地帯のエレベータホールにドア一つで出られる部屋を占拠していた。一応状況を「医療安全委員会」に報告したが、半年経っても何の変化も起きていない。

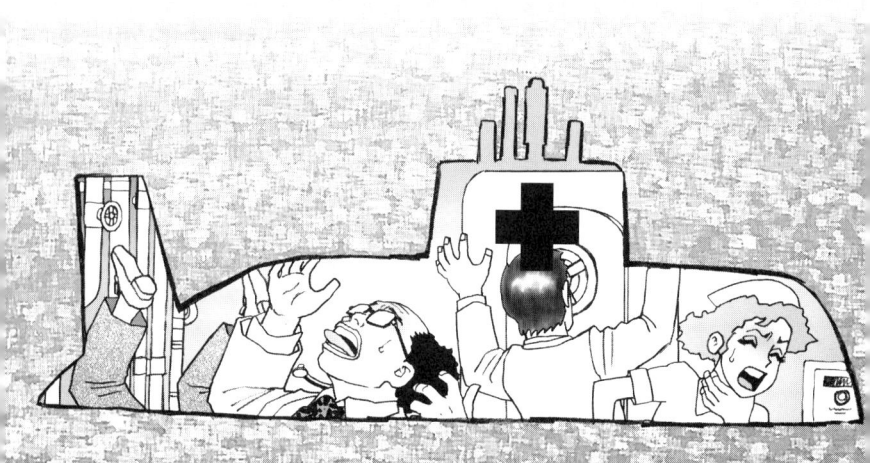

病名管理と病名コード集、ICD病名の出自と問題点

　電子カルテやオーダシステムでは、「キーワードを使って検索して病名リストを呼び出し、選んで入力」する方式が一般的だ。候補として出てくる病名に違和感を持ち「使いにくい」と感じる諸兄も多いはず。そう、あなたの感覚は正しい。

　病院オーダシステムの黎明期1980年代前半に、オーダシステムに医師が病名を登録する機能が必要になった。日本には登録の元帳として使える病名集が存在しなかったので、WHOのICD–9の和訳を使用したが、ICDを病院の現場でリアルタイム登録に使用するには、当初から明らかな問題があった。現在の日本の標準的病名コードは、ICD–9の後継であるICD–10をベースとしているが、本質的な問題はそのまま温存されている。

　問題の一つ目は、初期のICDは病名集ではなくて、死因分類だった。だから基本精神は、全ての情報が出揃ってから分析する事だった。1900年にイギリス統計局で始まったICDシリーズは、10年に1回改訂される原則になっていた。ICD–6か7の付近で死因に病名集が加わり、今はWHOが管理している。指折り勘定して2000年にICD–11が世に出るはずだった。実際にはICD–10が世に出たのは2003年だから、10年に1回よりチョット遅れている。日露戦争も2回の世界対戦もあって、世界がそれどころじゃない年代もあったはずだから、この遅れがあっても原則10年に1回の大改訂の原則は守られていたんだろう。次のスケジュールICD–11は公表予定2014年で日本で本格的に使えるのは2017年か2018年くらいになるらしい。2003年から勘定すると、15年目で大改訂という事になる。

ここで医療関係者でない読者のために、DPC（Diagnosis Procedure Combination；診療群分類）の説明をしておく。従来の日本の医療報酬、つまり治療に対してどれだけの金額を保険機構から病院に渡すかは、「出来高払い」だった。この支払い方法にはそれなりの欠点もあったので、医療費節減を兼ねて「DPC」という「定額支払い制度」が一部で運用され始めた。

　出来高払いではこんな具合だ。

病　　院：この患者には入院中にこれらの検査とこの手術とかいろいろ治療して、全部コミコミでの経費と診療報酬を合計すると380万円です。

保険機構：内容を拝見すると、この検査を月2回やっていますね、これは月1回しか認められないので、1回分は病院負担になります。では379万6000円を後ほど振り込みます、よろしいですね。

　それが、DPCだとこんな具合になる。

病　　院：65歳男性で、病名はコレコレシカジカで、他には持病等のない人を治療して退院させました。

保険機構：その条件ですと、査定額は250万円です。後ほど振り込みますが、経費がそれ以下で、余ったらそれは病院の取り分です。ただし追加支払いはありません。よろしいですね。

　極端な単純化だが、本質は変わらない。出来高払いの欠点は、最小のコストで治療を成功させる病院は貧乏になってしまう事だった。そしてDPCではそんな病院は貧乏にはならないが、病名で査定額が決まるので元になる病名集にいい加減な物は使えない事になる。

ではICD病名そのものの話題に戻ろう。

　ICD–9については強烈な体験がある。研修医として赴任した病院での事。

　「ICD–9ベースの病名集から、キーワード登録病名候補をリストアップしようとしているんだが、キーワードの付け方が悪いらしくって、使いにくいんだ、ICDの全病名のキーワードを見直してくれないか？」

　「内科の範囲じゃなくって全部の科の全ての病名にですか？」
目がくらんだ。

　「ICDには科の分類なんてない。それにこれができるのは、国家試験の勉強をして、全ての科の病名と病態に知識を持つ若い研修医だけなんだ。3年もしてみろ、自分の所属する科以外の病名なんて忘れちゃうよ」
それはそうだ。逃げようがない。

　それでなくても大変な2年目の研修医の仕事と並行して、ICD–9の本を隅から隅まで読み、病名コードとキーワードのプリントアウトのドデカイ束を、休日も持ち歩いてキーワードを調整した。作業が終わって、二度とやるものかと誓った。

　本になったICD–9の病名集を読んでみると、基本方針が透けて見えた。あくまでもレトロスペクティブ（全ての事が終わってから、資料を検討して決める）が原則らしい病名の割り振りで、さすが死亡統計から出発した伝統は守られている。本のデザインとか病名の配置には、ものすごい配慮がされていて、ページを繰ってこのあたりかな、と見当をつけて探すと目的の病名は楽に見つけられた。紙の本のページをめくって病名を探すなら、こうあるべし、という美しい本だった。

　これが現行のICD–10になると、ページの配置や段下げとかは

無造作で、頭部のコードで大分類を決める事になった。配置が手抜きだから、本を読んで病名を探すのはやりにくい。いかにも「コンピュータに登録して検索して決めてよね」と言わんばかりの内容だった。本としてデザインもICD–9の美しさには比べるべくもない。でもやっぱりレトロスペクティブの原則は生きているように感じた。

　次の基軸、ICD–11は未発表だが、編纂方針はすでに公開されている。では新たな編纂方針を拝見しよう。
　1．医療現場のリアルタイム登録に対応する。
　2．DPCのベースとして使える事をも目標とする。
　もちろん、3.以下もあって編纂の実作業はいろいろ大変そうだ。

　チョット待て、と言いたい。じゃあ今まではそんな配慮は一切なかったのかよ、そんな対応してもいない物を無理矢理、現場に押しつけて、登録用病名集とかDPC病名集とか決めやがったのか。そりゃあ、やりにくいし、無理も出るだろう。何だこのコンチキ厚生労働省め、と突っ込みたくなる。絶対有罪だ。ただし情状酌量の余地はある。当時も今も、使い物になり、かつ将来もメンテが続きそうな国際的に認められた病名集はICDシリーズの他に存在しないのだ。担当者にとっては苦渋の選択だった事だろう。

　日本の電子カルテの病名登録で、具体的にどんな問題が起こるかを示そう。
　一つ目の問題。
　ICDは最終分類として使用するために、いかなるケースでも当てはまるように配慮されている。例えば「肝炎」の項だったら、表の最後に「その他の上記に分類されない詳細不明の肝炎」なんての

が必ず配置されている。これを診療の現場で、病名が「作業仮説*」でしかない状況で登録を強要すれば、妙な事になってしまう。

　肝障害で入院したばかりの患者がいるとする。「詳細不明の肝炎の疑い」で登録して良いか？　「まだ検査結果が出ていない、と言う意味で原因不明」なのだが、入院の時点で何か病名を登録しなければならない。ICDで「原因不明の肝炎」とは「ありとあらゆる検査をやったにもかかわらず、原因を特定できなかった肝炎」の事であり、作業仮説とか検査が進行中というニュアンスは一切ない。にもかかわらず、事情を把握できていない若い医師が字面で、この病名を登録するのを止めさせる事は金輪際できなかった。何しろ「原因を調査中の肝炎」という病名は、いくら検索しても候補リストに出ないのだから。

　腹部外科には「急性腹症」という作業仮説的概念もある。

　30年前には、体の中の状態をきれいに絵にして見せてくれるCTもMRIも、断層像を動画として描画してくれる超音波機器もなかった。今なら15分で結果の出る生化学系統の検査も、結果を数時間待つ時代でもあった。「突如激烈な腹痛で発症し、早期に開腹手術をしないと生命の危険がある疾患群」を「急性腹症」とひとまとめにして、「とりあえずお腹を開く手術を始めてしまう」事で救命を図っていた時代に成立した概念が「急性腹症」だった。外科の教科書には必ず今でも出てくる病名だが、実態は「絞扼性イレウスの疑い」&「腹部解離性大動脈瘤の疑い」&「劇症急性膵炎の疑い」&「虚血性腸炎の疑い」&その他いろいろの疑い、であってICDの哲学に従うなら、ろくに検査の結果も待たないで急性腹

＊：本当かどうかわからないが、仮にそうだとして作業を進めるための前提条件。現実には診断がはっきり決められない「作業仮説」の状態で検査をしながら治療を始めなくてはならないケースは多い。

症などとひとまとめにするのはケシカラン事だから、病名としての「急性腹症」は認められない。それでは、救急医も消化器科医も外科医も、納得しないが。

　記録までに日単位の遅れがあるのを許容できるならまだ良いが、リアルタイムで状況を記録する必要のある電子カルテの時代にはこれは許容されない。で、苦肉の策として出てくるのが一種の二重帳簿だ。病名の他に「プロブレム」とかなんとか言うカテゴリーを設定して、機能は病名と同じ、同時に編集できるエディタも多い。もちろん、そっちの候補リストには「急性腹症」も「原因精査中の肝障害」も入っているので、院内コミュニケーションはこれでOKなんだが、そういうモノをでっち上げてもコードは標準化されていない。病院間で共通ではない事になる。よその病院に患者を紹介するために転送するデータでは、この部分は情報としてきわめて価値の高い部分だが、それは反映されない。

　二つ目の問題：

　25年前も、そしてICDがICD–10に変わった現在も同様に、新しく生まれる疾患概念の定義づけとコード化を、現場での使用に間に合うようにサポートしてくれる体制が存在しない。MEDISの統一病名集があるって？　あれは間に合わない。月ごとの保険請求に病名登録なしでは通用しないので、病名集は月末付近では最低限、「週単位」でアップデートしていただく必要がある。それも一方的な通知ではなくて、現場で必要になった新しい病名についての問い合わせや追加改訂とか仮仕様コードの割り付けの相談にリアルタイムで応じるサポート部門を運用してくれなければ、使い物にはならない。何ヶ月かに1回、遅れ遅れのアップデートでは、新しい病名の定義コードが届くのは、既に病院で

勝手に登録した、いい加減なコードで何ヶ月も診療報酬請求を出してしまった後なのだ。使ってしまったコードの定義を変更すれば、それはもう医療記録の改竄になってしまうというのに、厚生労働省は病院に何を要求しているのだろう？

　ICDの元帳になると、もっと悲惨だ。15年に1回の大改訂とすると、最悪15年待っていないと新しく発見された病気の正式コードは、元帳のどこにも記載されていない。情報交換が早くなって医療の進歩も加速しているので、15年が定着する事はないと思うけれど、時代の流れに逆行しているのは確かですぜ、WHOさん。
　さすがのWHOも厚生労働省も、病名集とは静的なリストではなくて、随時改訂が必要で管理機構を充実させないと、運用できない代物である事までは対応してくれそうにない。25年前、この問題は小数の特殊な病院の問題で、当時の厚生省が望ましい対応をしてくれていなくてもやむを得なかったかもしれない。しかし、すべての病院に病名登録を強制し、病名で支払い金額を決めるDPCシステムで全日本の病院を管理しようと試みるなら、その基軸になる病名集を目的違いの流用品で間に合わせて、ろくなリアルタイム改訂システムも、問い合わせネットワークも提供しないとは、手抜きも甚だしい。この二つの問題に対して、今後どのような対策を取るのか、なぜ対策を取らないままでいるのか、是非ともはっきりさせてもらう必要がある。
　こんな事をまだ、20年続けるのか？　そうかもしれない。しかし1回のインフルエンザ流行で、国が被る経済損失を算定できると豪語する厚生労働省の優秀な官僚が、医師と病院を苦しめるだけの無策に甘んじているのには別の黒い意図を感じてしまう。

検査メニューのあるべき姿

　臨床検査とは、大きく分けると患者から血液や尿を採取して検査するいわゆる「検体検査」と心電図等の動的な生理機能を測定する「生理検査」（画像検査に分類される事もある）に大別される。件数が多く、種類も多いのは検体検査だ。

　特定の患者にどういった検査をするのかを指定する事を、「検査オーダを出す」と言うのだが、この時、検査項目を指定するための一覧表「メニュー」が必要になる。大抵の場合、検査はあらかじめ登録してあるセットや、同じ患者に以前行った検査項目を流用する（doする、と言う）のだけれども、それでもそのセットを最初に設定する時にはメニューが必要だし、セット外の項目を頼むにはやはりメニューに頼る事になる。

　このメニューの作り方で使い勝手が大幅に変わる。

　医者がメニューを組み立てているならまだマシかもしれないが、ひどいものも使われている。使いやすいメニューにするための原則を列挙するが、往々にしてこれらは無視されてしまう事が多い。

メニューは絶対スクロールさせてはならない

　ユーザがメニューからの項目を選択する時は、慣れるまでは順に項目を読んで探す。この場合はスクロールしてもデメリットは少ない。ユーザが慣れてくると、項目の位置を記憶してしまうので、「読みながら項目を探す」のではなく、目的のページのその項目がありそうな場所をいきなり見て選択直前に確認のためにその項目を読むだけになる。これは速いし快適だ。ところがメニューがスクロールされるとなると、位置に意味がなくなるので、毎回項目を読みながら目的の項目を探す必要が生じる。慣れてもメリッ

トが少ない。タブの横スクロールや多段タブの列入れ替え、ドロップダウンメニューなども同様に罪深い。

メニューを表示する段階で、表示面積はできるだけ広く取る

　メニューが表示されている間にできる操作は、項目を選択する、選んだ項目を確定する、キャンセルして別の操作を始める事しかない。それなのに「その時使えないボタン」「使えない操作メニュー」「意味のないタイトル」に貴重な画面の面積を惜しげもなく提供しているケースが多い。Windowsそのものがサブウィンドウに無駄なタイトルやメニュースペースを要求する事もあるが、サブウィンドウを独立したオーバーラップウィンドウ（元のウィンドウの上に覆い被さって画面を占拠するウィンドウ）として開かず、元のウィンドウの中に嵌り込んだ、まるでマトリョーシュカのようなデザインの画面を平気で提供しているベンダーには呆れる。この様な画面展開をやめれば、スクロールさせない事にもつながる。

臨床的意味合いで分類して、ページに配分すべし

　決して、「検査に使う機械」、「検査室内の受付部署」、「外注会社に出すかどうか」で分類してはならない。これは伝票時代の構成を色濃く残しているとも言える。急いで伝票を分析して機能化したシステムに多い。伝票時代には検査機械毎に伝票を分けて、検体の行き先と検査項目を記述した文書の行き先を一致させておく必要があった。オーダが電算化されていればその必要性はないが、大方の場合、メニューは検査室が設定する。すると検査手法等のタイトルでのメニューが成立しがちだが、そもそも特定の項目をどのような手法で検査しているかに医師は興味がないし、病院の事情によって病院毎に異なる分類を覚える気にもなれない。

すべての項目を臨床的意味合いに応じたページに配置するのは当然だ。

特定の項目が複数のページに登場する事は当然と考えるべし

関連性の高い項目、同時にオーダを出す可能性が高い項目はできるだけ近接して表示しておく。スーパーでサンマの安い時期には魚ケースの脇にカット大根のパックも置かれているが、大根は野菜コーナーにも存在していて当然だ。

廃止された検査も必ず載せる

昔の不親切な郵便番号表を覚えているだろうか？　今はネットで検索するのが普通だけれど、郵便局提供の番号表はとてつもなく使いにくかった。なかでもイヤだったのが、「下記以外の岐阜市は　531–011」とか言う表現で、その「下記」には何ページもの町名や地区名が無造作に並んでいたのだ。表から何かを見つけるのは見つかってしまえば確信が持てるが、「表の中にない」と確信するためには何度もその表を見返す必要がある。何らかの伝票を書かねばならないとか、特別な手続きが必要でメニューに載せられない時でも、必ずその検査名称と手続きを、本来その項目が掲載される画面に掲載しておかないと、イライラしながら隅から隅まで何度も探す事になる。何かの事情で廃止された項目も廃止後一定期間は元の場所にオーダできない状態で、表示と説明を残すべきだろう。

メニュー名称、セット名称を数字やアルファベットで識別してはならない

　血液１　血液２　血液３　生化１　生化２　凝固Ａ　凝固Ｂこういうサブメニュー名はよくあるが、元来数字にもアルファベットにも臨床的意味はない。

　別の病院では、当然数字の意味も変わってくる。転勤した医者、アルバイトの医者は途方にくれてしまう。だから、無理にでも「中身を表現した」カテゴリー名を作って割り付ける必要がある。個人の設定するセットの名称を統制する必要は全くないが、科あるいは病院全体で共有するセットならばこの統制も必要。

すでに選んだ項目は識別できるマークを伴って表示される

　この機能はオーダの再編集の場合には必須だが、なぜかサポートされていない事が多い。それどころか、表示されているのが単独の項目なのか、セットなのか、別画面への移行ボタンなのか見えないという呆れたシステムもある。

　メニューは選ぶための道具ではあるが、選ぶ人に情報を提供するチャンスでもある事を忘れてはいないか。押した後の動きが予想できないと操作上のストレスが極めて大きい。他人事ながら、よく我慢していると思う。

　伝票のデザインを持ち込んだメニューは、馬車の形の車体にエンジンを積んだ初期型のメルセデスベンツに他ならない。両者の欠点を併せ持ってしまうのだ。

電子カルテとオーダシステムへの提案

1. 表を作るときは、数量を左、名称を右にならべる。

例えば、薬の名前とその量の一覧表、てのがあったとする。普通、左から順番に、薬名、数量、単位と並べる。しかしこれは合理的ではない。

薬名	数量	単位
長い長いジュゲムジュゲムゴコウノスリキレな名前のお薬	2本	150mg
お薬	1本	5mg
ふつうのお薬	3本	15mg

このように、毎回長大な空白が名称と数字の間に入ってくる。しかしこれが普通。

映画のエンドタイトルの役名と役者の名前の対応表には2種類ある。
左右の端っこに離して並べ、点線か何かで間を埋めている配置→つまりこれが今のやり方。

```
監督……………………………………………… 黒沢　明
プロデューサー……………………… ジョージ・ルーカス
アシスタントプロデューサー…… クリント・イーストウッド
```

真ん中に背中合わせに並べる、左側を右寄せ、右側を左寄せにする→これが勧めたい配置。

```
           監督　黒沢　明
     プロデューサー　ジョージ・ルーカス
アシスタントプロデューサー　クリント・イーストウッド
```

名前を右寄せにしたり、数値を左寄せにしたりすると、並んだときに実に見にくい。

薬名	数量	単位
長い長いジュゲムジュゲムゴコウノスリキレな名前のお薬	2本	150mg
お薬	1本	5mg
ふつうのお薬	3本	15mg

　合理的な配置は、
　数量単位（右寄せ）、名称（左寄せ）の順に並べて表示する事。やってみると、何の不自然もない。

数量	単位	薬名
2本	150mg	長い長いジュゲムジュゲムゴコウノスリキレな名前のお薬
1本	5mg	お薬
3本	15mg	ふつうのお薬

　ある病院の次期システムのデザインにこの配置の提案をした。
　「そんな配置は見た事もない。そんな変な不自然な配置は絶対に受け入れられない」
　まあ、予想どおりの反応。
　「でも、先生、毎日この配置を見ていらっしゃるじゃないですか」
　「見た事ない、何の事を言っているんだ」
　「検査結果報告書ですが、毎日ご覧になりますよね？」
　「もちろんだ」
　「今の検査結果報告書はすべて私のデザインでして、3年前から今お勧めした配置になっています」

2．処方は、ドイツ式の「1日量×日数」表現から、アメリカ式の「1回量×回数」表現に改める。

　処方箋には、「1日量（分割条件）×日数」の形式で記載する事が法的に求められていた時期があった事と、医事計算（治療の料金計算のやり方）がすべて日数ベースで計算されているので、医事システムとしてスタートしている歴史から、基本的データの持ち方の基本単位は日がベースになっている。

　1回をベースにしなければ、例えば1日3回使用するとして、何回目から開始するかはコメントになってしまう。

　オーダとして完結するとか、大雑把で良い外来記録ならこれで良い。しかし、入院記録なら、別に「実施記録」を作る必要がある。オーダからそのまま、できるだけ手をかけないで「記録」にまとめるためには、そして使用量を正確に記録するためには、1回がベースのデータが必要になる。

　手をかけないでデータの使い回しをする、これこそが電子カルテの基本原則なのだから。

3．かな漢字変換では、学習辞書や環境設定は個人単位で管理して、どの端末で入力しても同一環境を実現する。＊

4.データをプッシュ配信する機能を作る。

　システムが医師に向かってメールを出す事があっても良いじゃないか。メールが院内連絡用PHSシステムに届いても良いじゃないか。

＊：「やさしさの源」(p.120)参照。

1回量指定処方

　Ａ県立総合病院の加藤と申します

　数年前の会議で、Ｂ市民病院の消化器科の医師が「処方を１日量指定から１回量指定に変えなければ、処方オーダが成立しない」と強調していたのを覚えておられるでしょうか。

　私は個人的には10年ほど前からこの主張を、機会がある毎にベンダー、お役人に訴え続けていたのですが、事態はいっこうに進展する様子がありませんでした。勤務していた病院のＭ医師がＴ先生も出席される会議に出ると聞いて、この件を強く訴えるように依頼いたしました。

　私は病を得てここ数ヶ月医療の最前線からは退いておりましたが、今回の連合大会には何とか出席し、先生のご講演を拝聴して事態が着実に望ましい方向に動きつつあるのを知り、感激しました。講演直後にご挨拶したかったのですが、とても忙しそうな様子でもあり、機会を逸してしまいましたのでメールにて失礼します。

　現役の病人として、先生にもう一つお願いがあります。
　内服処方、特に外来内服処方に「予備薬」という概念を導入していただきたいのです。今の私は薬剤のために指先の感覚も鈍り、少々手も震えるので内服薬をつい取り落としてしまう事があります。床にころがった錠剤を口に入れたくはないのですが、数に余裕が一切ないのでやむを得ず服用します。
　あんなに小さくてつるりとした錠剤は、視力も指先も怪しいお

1回量指定処方

年寄りならば、しょっちゅう落としてしまう事でしょう。
　今まではおおざっぱに「N日分」として処方をいただいておりましたので、分三(3回に分けて内服するという意味)なら初日の朝の分ぐらいは予備としてキープできていたのですが、これが1回量指定できっちり処方されるとなると、予備がなくなってしまいます。
　20年以上も医師として処方を出していたのに、自分が病人になるまでこんな自明な事にも気が付かなかった事を反省しつつ、是非「予備薬」という概念、あるいは機能を実現していただけるようにお願いします。
　コスト算定などではいろいろと問題も発生しそうですが、食べる前のピーナッツでも床に置いて考えてみて下さい。

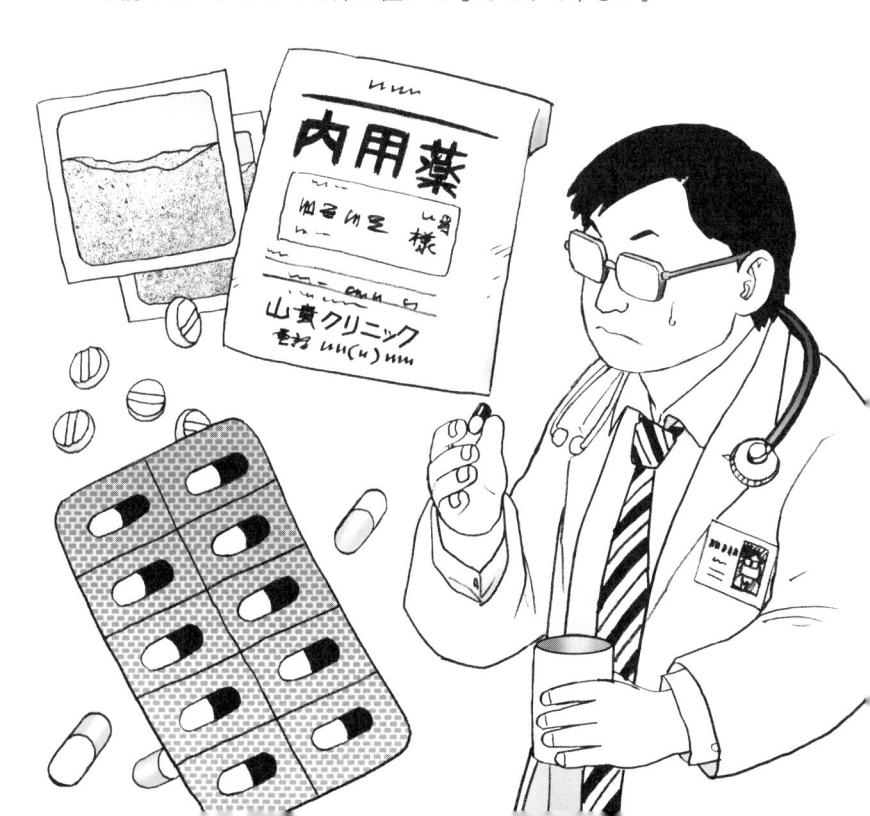

文字コード

文字のエンコーディングと機種依存文字

　オーダや電子カルテが日本の病院に普及した時期に、端末OSとして普及していたのがMS–DOSやその互換品、あるいは初期のWindowsであった背景から、日本の多くの病院のシステムの文字コードはシフトJISになっている。患者の名前も、住所も電子カルテの記載事項もほとんどシフトJISで記載されているのが現実だ。ところが、これから導入・アップデートしようとすると、端末OSとして選択可能なのは、すべてユニコードを標準とする代物ばかりだ。WindowsもVistaからはユニコードが標準になってしまった。MacとLinuxは先にユニコード化していたが、病院システムの端末としての実績はほとんどない。

　「データはすべてXMLですから、文字コードの問題で文字化けなんかしませんよ」ずいぶん気軽にベンダーSEは請け合うし、実際のところ他に選択の余地がないので、今後はVistaを端末OSとして導入する事になるが、本当に大丈夫なのだろうか？　あまり大丈夫そうでないので、つい最近アップデートした某大学病院はXPを選択したが、正しい判断だったと思う。

　「データがXML」と言っても、それはドキュメントとかイベント記録とかの単位でそうなっているだけで、例えば患者氏名のテーブルのすべてのフィールドがフィールド単位でXML定義されているわけではない。検査項目の名称だってフィールドごとにXML定義されてはいない。加えて患者氏名は外字てんこ盛りになっている。だって、今生まれてきて氏名を登録しようとすれ

ば「人名漢字」の枠で縛られているけれど、その枠が確定する前に生まれた人の文字は「異字体」を含んで、「なんでもあり」状態だ。「記録として正しく」表現しようとすると外字を定義せざるを得なかったのだ。

　とんでもない異字体の名前なので適当な文字を当てて請求書を印刷すると、「こんなのは俺じゃあねえ、金なんか払えるか」とおっしゃる人もいる。治療前の登録時に「こんなの俺じゃあねえ、治療なんか受けられるか」とは言わないのにね。

機種依存文字

　○の中に数字が入っている文字、ローマ数字、(株)を1文字として定義した文字やユーザ定義の外字は「危険だから」使わないのが業界人の基本的なたしなみになっていて、あまりにもその状況に慣れているので「素人サンたち」がどんな文書を作っているかをあらためて点検する機会は少ないだろう。

　何も、患者の記録ばかりが病院の文書ではない。病院を運用するための各種マニュアルは、電子カルテが運用されている病院なら当然のようにオンライン参照されている。これらも「病院システム」の一部であり、病院全体では膨大な各種手順書やマニュアルが維持されている。ある病院でこれを確認して仰天した。

　まず、箇条書きが多いのは手順書の宿命だろうが、箇条書きの頭の部分にローマ数字と○の中に数字が多用されていた。理由を調べてさらに驚いた。多くの地方自治体には「文書規程」があって、箇条書きにする場合のスタイルには推奨パターンが決められている。その規程によると箇条書き、特にネストした*箇条書きでは

---

*　階層が何段にもなった

ローマ数字や○のなかに数字を入れた文字を積極的に使用する事を推奨すると定められていたのだ。自治体病院だから、看護部も事務部も真っ正直にその規定に従っていただけだったのだが、この推奨規定は早く撤廃するか変更する必要がある。

単位はcmだろうがKgだろうが、ほとんどが危険な1文字定義タイプが主流だった。表にしたときにきちんと並ぶから、と言うのがどうやらその理由らしかった。

これらの「機種依存文字」は、まあ、実際のところは、環境依存文字というべきなのだけれど、歴史的経緯で「機種依存」と言う表現が一般的になっている。電子カルテや付随する文書の記述に、これらの文字の使用を控えるべきである、というのは業界人にとっては当然過ぎて、電子カルテのユーザにこれらの使用を避けるようにきっちり指導しているケースはあまりない。そうしておかなければならなかった、と気付くのはたぶん端末をVistaにアップデートした時かもしれない。

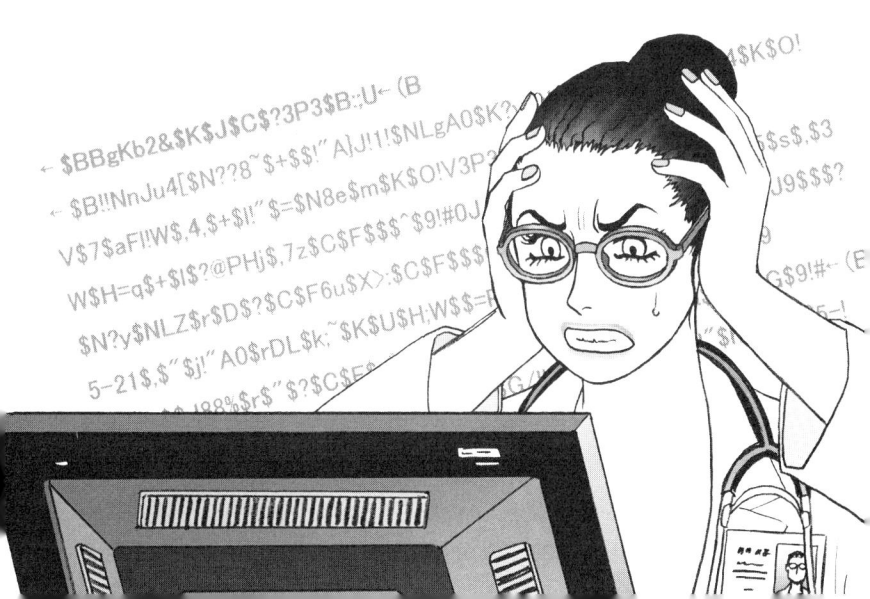

トマソン

　都市の道路に、あるいは民家の壁に、かつては意味があったかもしれないけれど、今は何の意味もない形象物を発見する事がある。場合によっては、初めから意味がないに違いない物件もあるが、これらを「トマソン」として評価の対象としたのは、赤瀬川原平だった。

　赤瀬川曰く、
「トマソンというのは、まず、絶対的に作るものではない。
　　見つけるもの。いわば発見して作るものです」

　彼らが撮影して採集した街のトマソンは、ビルの壁面の高所に存在するドア、不自然で無意味な道路の突起、何も読みとれない掲示板など不思議に心に訴える、存在感のある抽象芸術となっている。
　そして、トマソンは民家の壁や表通りだけでなく、電子システムの中にも存在している。どんどん進んでいくシステムの中にこそ、トマソンは増殖しているはずである。物理的な存在のみでなく、我々の行動習慣や、人的組織の構造にもきっとある。

　例えば、全てを紙で運用していた時代、病院の検査伝票は検査室の事情でデザインや項目の割り振りが決められていた。言い換えれば、項目の生理的意味合いではなくて、どの検査機械にかけるかで、機械ごとに伝票が分かれていた。検体の取り扱いには、紙の伝票をそのように構成するのが合理的デザインだった。その「伝統的」デザインは、最初の検査オーダ入力画面では最大限に温

存されている事がよくある。

　システムを構築するのに、安易だが、確実な手法の一つは「画面の中に伝票を放り込む」やり方だ。仕事の分担や流れも、そしてデザインも伝票の時と変えないで紙でやっていた内容をそのまま電算システムに吸収させれば完成。手間もかからず、確実に機能する。しかし、それでは電算化で何ができるようになるのか、何が必要でなくなるのかを考える努力を放棄している。得られるのは紙の伝票と電子システムの短所を兼ね備えた代物にしかならない。しかし「一次」システムではそれでも精一杯というのが実情だったのかも知れない。

　紙伝票のイメージに並べられた検査項目のメニューは、すでにトマソンなのだ。

　楽しみとして、街角のトマソンを発見しようとする試みは、システムや業務に潜む有害な因習を発見する「気づける能力」のトレーニングとして極めて有効だ。開発に従事する諸君も、そうでない諸兄・諸嬢も、デジカメを持って「超芸術」トマソンを探しに行ってみよう。一見退屈な街にも探せば、数多くのトマソンがあるはず。トマソンを発見したら、是非、場所を確認し撮影して記録し、持ち寄って講評しよう。

　病院の壁面や市民ギャラリーにごく普通の風景写真を並べるよりも、トマソン記録を並べる方がよほど興味深いと思うのだが？

電子カルテのコスト

　病院向けシステムは極めて複雑かつ巨大化している。

　総合病院のオーダと電子カルテの機能をフルにカバーするパッケージの開発費用、さらにその製品のライフタイムに渡る最低限の改修とサポート費用は、個々の現場に直接投入する現場要員やハードウエアの調達費用を別としても、パッケージあたり数10億から100億円に達する。銀行の勘定系システムの開発とか、自動車のエンジン設計に匹敵する費用がかかるのが、病院用パッケージソフトの実状なのだ。

　同じパッケージを10から20の病院に供給しても、一病院あたりの開発＆維持サポート費は数億円になる。これでも普通は負担に耐えにくいので、異なるパッケージでも機能の共用化を計り、あるいはサポート体制を共有するとかでコストを下げ、辛うじて病院が負担可能な額に切り下げられているのが実状で、規模によるコストの低減がなければ、到底負担し得ない金額を支払うか、極端に手抜きのシステムをダマシダマシ運用する必要が生じてしまう。

　ここ10年でも錚々たる情報系の大メーカー(N○Tとか、M○研)が医療システムに新規参入を試みたけれど、いずれも惨めな失敗に終わった。コストの問題のみでなく、日本の医療制度や現場に精通したSEは、現業メーカー内の待遇が不十分であるにもかかわらず極めて貴重で、おいそれと新規参入会社が十分な数を調達できる代物ではない。

　この分野も、自動車製造と同様に既存大メーカーの優位は揺るぎなく、新規参入は困難になってしまった。その意味では現在

の大手ベンダーはかつての米国ビッグ３の自動車メーカーのように、立場にあぐらをかいて真摯な向上に背を向けていられるのかもしれない。

　では、十分な資金と開発用員を抱えた海外のメーカーに日本の病院システムへの参入のチャンスがあるだろうか？　直接参入には、ほとんど可能性がないと断言できる。一つには特殊な日本の医療費支払い制度と、その算定方法の詳細が毎年微妙に変化するのだが、その変化の発表から実施までの驚異的なスケジュールは、おそらく海外で豊富な経験を積んだメーカーでも理解する事も対応する事も困難だ。

　大きな変化がない年でも、毎年、３月下旬に発表される改訂内容で４月からの診療行為を算定し、遅くても５月上旬の保険請求の時点で完璧につじつまを合わせる必要がある。小さなパッチや設定変更で切り抜けられる場合もあるが、それでは済まない場合もある。

　ふつう、ソフトの改修は改修内容を検討し、契約を交わし、改修作業が行われてからテストされ、現場に改修されたソフトが到着するまでには数ヶ月を要する。ところが、医事改訂では、強要される日程は仮対応までに１週間、完全対応までに１ヶ月しか余裕がないのだ！　人間が手で計算するならこのスケジュールで問題ないのだが、機械に計算してもらうとすると、本来ならば改訂内容の正式発表から実施までに６ヶ月は必要だ。病院の電子化に積極的なはずの厚生労働省も、この矛盾に満ちたスケジュールを変える気はないようだ。

　この強行スケジュールに耐えられるベンダーは極めて少ない。

　不幸にして、頼っているベンダーの対応が遅れると、会計の一部を手計算で修正するしかない。どのぐらいの期間それを続ける

かはベンダーの力量次第だが、その間は外来の会計では患者を待たせて病院の評判を落とし、医事課のマンパワーに対する経費も払い続けなければならない。料金計算を担当する医事課の職員がベテラン揃いであれば、損害は人件費と患者を待たせる事だけだが、素人集団だと事態はさらに深刻になる。

　自治体病院では先週まで水道局にいたような役人が、派遣のお姉さんが主力の部隊を管理しているのだから、ベテラン揃いからはほど遠い。例えば、検査や治療の過程で、ある条件が成立した時だけ算定して請求できる項目があったとしよう。これが全自動で算定できるなら問題ない。ところが自動でなければこれに気が付かない医事課職員がいれば、見過ごされてしまう。さらに、この条件が成立しているかどうかは「電子カルテ」を参照してもなかなか判断に苦しむ場合が多い。あるいは患者の自己負担率は身障条件や年齢で複雑に変化するのでこれも結構判断が難しい。で、迷ったらどうするか。もしも会計窓口で患者に多すぎる誤算定金額を請求してしまったら大事だ。上司にも報告し、下手をするとマスコミにも叩かれ、大騒ぎして返還手続きをしなければならない。少なすぎた場合は、発覚しても問題は小さいし、後で気がついても上司に報告さえしないで済ませてしまう。もちろん患者に追加請求などしない。追加請求すれば誤算定がばれてしまう。だから迷ったらその項目は算定せず、自己負担率なら低い方にセットする。

　こういう事は、現場を調査してもなかなかわからない。何しろ調査できるのが調査対象のご本人なのだから、連綿と垂れ流している損失の責任を積極的に取るだろうか？

　では誤算定はどこに現れるか。

　まず、患者単価が低くなる。提供しているサービスが変わらな

いのに、患者あたりの収入が他の病院に比べて妙に低いなら、怪しい。

　もう一つは、患者にも見えてしまう可能性のある現象だ。

　窓口では待ったなしで判断しなければならない。ゆっくり調べていたのでは会計待ちの患者をそれだけ待たせてしまう。で、月末までに保険請求の項目をまとめ直すには時間の余裕がたっぷりあるので、調べ直して請求できる項目に気が付けば、患者に追加請求をしなくても保険機構への請求項目にはしっかりと盛り込む。窓口請求額と保険請求額、自己負担比率を突き合わせて検証すればすぐに分かるけれども、そんな事はしていない。わかりやすいのは高額医療などで自己負担分の還付金が出る場合だ。還付金額は保険請求金額から自己負担率を逆算して本人負担金額を推計し、額を決定する。
で、自己負担での取り漏れを保険請求に盛り込んでしまうと、場合によっては払った金額以上の還付金が交付される事になる。自己負担額と還付金額を突き合わせてこの不思議に気が付く患者はごく少数だし、得しているのであえて病院にクレームを付けに来る患者はさらに少ないだろうが、1人でもそういう患者がいれば怪しい。

　いずれにせよ、見えないところで病院が大損しているのは確実と考えて良いだろう。

　これが素人医事の実態だ。これを自動化でカバーする高機能な医事システムか、あるいは真のベテランの医事課職員が必要なのだ。前者はコストが高く、その必要性は経営トップには理解できないらしい。後者は県から派遣されてくる事務職員が継続的に交代し、帰属意識の乏しい派遣労働者を大量に使う自治体病院では

望むべくもない。

　自動化した医事システムを年々変更される算定基準に合わせて維持する、しかもそれを期限に間に合わせるためにはコストがかかる。さらに発表前にフライング開発をするためには情報の概略をつかむ裏ルートの確立も必要になってくる。新規算入のメーカーにとっては高すぎるハードルになるのは確実だ。

　1980年代には、米国の病院会計システムベンダーの大手のS社が日本進出を試みた事もあったが短期間で全面撤退してしまった。

　海外メーカーが参入できないもう一つの理由は、日本の医療施設は元々WHOも認める世界一のコストパーフォーマンスを誇っており、高密度に、言い換えれば余裕なく運用されている。外来で1人診療するのに15分から30分かけられるのが常識になっている国で開発された、いかなるシステムも、3分から5分で1人をこなさなければならない日本で運用可能はありえない。

　会計を含む全病院を統括するシステムは、確かに日本進出は困難かもしれない。画像データの管理を中心とする部分システムや、生体データの管理と患者管理を融合させた集中治療管理システムなどでは、GEやフィリップスも日本で十分な実績を上げているが、いずれの場合も会計を含む全病院の管理には至っていない。

データの行方

データは法令による保存期間で捨てるのか？

　法定期間を超えて保存するとして、どのように廃棄あるいは移動をするべきか？

　後述の「非統合化の危機」の項でも、個人のデータを同一の視野に納めにくくなってきていると指摘しているが、人間を相手に「同じ見かけ」を実現するインターフェースが組めないならば、そのデータをプログラムまかせに丸ごとコピーするとか、あるいはまとめて削除する事はかなり困難になる。

　もちろん、現在の電子カルテのほとんどには「紹介状を書く」とか「サマリーを書く」という機能があるが、それらは人が手作業で書き写すデータを確認しながら文書を作成する機能であって、どう設定しても「特定の個人の全データを丸ごとオートマチックに切り出してコピーする」事などできない。さらに、紹介状やサマリーは特定の疾患の治療の継続や特定の期間の経過を、特定の科の医師の視点でダイジェストするのであって、データとしての情報量は決定的に不足している。

　では個人のデータを丸ごとコピーして出力する場合や、丸ごと個人単位で消去する事が必要になる場合はあるのだろうか？　あるとするとそれはどういう状況か？

コピーを出力する必要性について

　まず、患者の個人データは誰のものなのか。

　もちろん、患者自身のもの、あるいは患者の情報資産であるという建前には誰もが同意するだろう。これは今のところは単なる哲学的な理念に過ぎないと見なされているが、その意味するとこ

ろは非常に大きい。

　患者データが患者本人の情報資産であるとすると、病院の都合で勝手に劣化させたり、廃棄していいはずがない。法の求める保存義務期間を過ぎたからと言って本人に連絡する事もなく廃棄する事には問題がある。

　それでは、本人にデータ廃棄の確認を仮に取ったとして、「コピーをくれ」と言われた場合どうすれば良いのか？　それは差し上げられません、でもデータは廃棄します、と応答するなら「データは患者様の資産」と言うのは嘘だ。

病院は永遠ではない、突如病院として機能できなくなる事もある

　天変地異で物理的に崩壊して、復旧に年単位の時間を要する事もあるだろうし、単に財政破綻で閉鎖されてしまう事も、統合の波にのまれる場合もある。

　データのコピーを患者単位で出力できないシステムでは機能停止した病院のデータは救いようがなくなる。参照用のデータベースをどこかのデータセンターのサーバにでも置いてネットワークに接続すれば参照が可能、とする事はできるかもしれないが、倒産病院にそんな支出は可能だろうか？　さらにアクセス管理や患者認証をどうコントロールするかも大問題で、実現しても参照機能を維持するだけで、かなりのマンパワーと事前の準備が必要なはず。現実的だろうか？

　有事に備えて参照用のデータを常時データセンターにミラーしておいて、あらかじめアクセスキーを患者に持たせておけばアクセス管理の問題は解決できるかもしれない。但しこの方法では「有事以後」は実質上全カルテが完全開示同様になってしまう覚悟がいる。

沈没しない船はなく、永遠に機能する病院もない

　病院が存続していて、しかも患者が引っ越しもしていないのに、特定の期日で患者が病院に来なくなる事もある。例えば全国に「こども病院」とか「成育医療センター」などの小児専門病院がある。それらの病院では患者はある日「卒業」してしまい、卒業の時点で継続治療が必要だった疾患についてのわずかな情報が紹介状として送り出されるが、それ以外のほとんどの情報は死蔵されるのみになる。良いのだろうか？

　タイタニックが沈没する以前には定員分以上の救命艇を船に備える事は義務ではなかったし、豪華客船があっけなく沈没する事も想定外だった。自治体経営の総合病院が突如閉鎖されるのは、過去には想定外だったが、今や多くの病院が閉鎖の危機に直面している。悲劇的な事件が起きて初めて定員分の救命艇を確保する事が義務化されたように、破綻する病院が増えて、抱え込まれた多くの情報が参照不能になれば、この問題も認識されるかもしれない。

　データが病院とともに消えてしまうような扱いをしておいて、「患者様のデータは患者様のものである」などと、言えるのだろうか？

　1枚で数10ギガバイトの容量を記録できるメディアも安価になってきているので、個人の全データを可搬メディアに書き出す事は、画像系の情報量のすさまじい増加を考慮しても、容量として問題ではない。

　問題は個人単位でのデータ出力がほとんどできない現行のシステムの機能の制限のみではない。出力と配布の実務面にも極めて高いハードルがある。仮に、コマンド一つで、あるいはワンクリックで個人データをまるごと切り出して可搬メディアに書き出す機

能を持ったシステムが存在したとする。それでも実作業を考えると、データの書き出しと配布には解決しがたい課題が多い。

　患者が卒業していく小児専門病院のデータなら、書き出し要求は散発的、あるいは年度末等に１年分がまとまって発生する。卒業する患者も予測でき、人数もあらかじめ把握できるので作業計画を立てて実行するハードルは低い。

　一方、病院閉鎖などで全患者のデータを一気に出力するのは、メディアへの書き出し、仕分け配送、読み出す病院あるいは医師の認証のいずれにも問題は山積みで、難易度は高い。天変地異や火災で破壊された場合は、事態は予測不能なタイミングで発生するので作業計画は立てられず、また該当病院そのものには組織的にこの大量書き出しと配布作業を実行する能力も期待できない。データのバックアップを移して作業を実行できる環境をあらかじめ用意しておく必要がある。これは、行政レベルでの支援あるいはベンダーの支援がなければ実現不可能だろう。さらに、そういうセンターでの出力が可能であったとして、出力可能である事を繰り返し実データを用いて事前検証しておく必要もある。うっかりすると出力できないデータ形式を常用するサブシステムが入り込んでいるかもしれない。

個人別にデータを消去する機能についてはどうか

　オンラインに保持できる情報の容量には限界があるし、管理する情報量が増えればレスポンスにもバックアップ作業にも負荷が増える。データ量の管理ポリシーとしては、現行の病院システムのほとんどは、単に年代処理で「N年たったデータは削除」基準でデータを消去している。法的には、N>5であれば問題はない事になっているが、多くの病院はそれ以上にセットしており、シ

ステムが手持ちの限界に達するまで全く消去を行わない病院もある。データの管理コストが下がれば、法的な保存義務期間も次第に延長されていくはずである。

　今のところは保存情報のビットあたり単価の劇的な低下によって毎年サーバを強化すれば半永久的に保持できそうな状況が続いているが、いずれ追いつかなくなる。その時、データの捨て方は年代順の削除機能だけで良いのか？

　「患者様のデータが患者様自身のものである」とするなら、何年後であろうと消していい理屈にはならない。消してもいい状態とは、すなわちその患者が死亡した場合のみ。データは人格を超えて相続する必要がないから（例外はある）、死亡した患者の情報は臨床疫学的な解析のための「鬼籍データベース」にでもコピーを移して、死亡後一定期間後にシステムから個人単位で削除するべきだろう。こうすれば病院システムを永遠に増強し続けなくても一定期間後（30~50年後か？）に管理しなければならないデータ量も飽和して安定するかもしれない。実のところはモダリティの進化等で1人あたりの情報は増え続けるだろうが。

　データの削除を個人単位で可能にするには、削除が問題なく行えるデータの持ち方をしておく必要がある。そしてデータの持ち方は、後からは変えられない事が多い。データの削除が年代別から個人別に変わるのが20年先か、30年先か分からないが、今収集しているデータを20年先に合理的に廃棄するためには、今からデータの持ち方について考えておく必要があるだろう。

　現在の、基本的に5年単位で基幹システムの大幅モデルチェンジに追随する事を強要される状況は当分続くかもしれない。「その時のテクノロジーで実現できるベストなシステムを追求する」

という当然の要求と、「サポートしなければならないパッケージの世代数を少数に保つ」ベンダー側の要求が組み合わされば当然の結果ではある。さらに機器のリース設定期間が5年で、5年程度の耐久性を基準に設計されている端末はリース期間を延長する事ができても、5年目以降は信頼性が著しく低下してしまう。

　さらに最近では基本になるOSのサポート期間の短さがこの傾向に拍車をかける形になっている。使用される端末のOSはWindowsベースが90％を超えているが、OSがシステム使用中にサポートされ続ける事を期待するなら、少なくとも5~6年おきにベースになるOSの変化に合わせて、システムも更新し続ける必要ができてしまう。パッケージそのものの短期開発、現場でのパッケージ展開期間の短期化という消耗戦を強いられているが、ベンダーも病院もこんな状況を望んではいない。両者ともに気長に開発して安住できるシステムを実現できればいいと願ってはいる。

　データの安易な年代的廃棄方針はこういったシステム世代交代を追い風にもしている。「先代のシステムのデータ変換はできますが、先々代のは参照環境を維持するだけで、その前のものは10年以上前の情報ですから廃棄しましょう」というのは正しい対応かもしれない。

　画像データや検体検査の結果、処方にはHL–7等データ交換のための共通規格が策定されつつある。しかし肝心のテキスト情報としての診療記録や看護記録、指示の記録には普及しそうな共通規格はまだ普及していないし、用語やコードの統一まで考えると実現までの期間は長い。同一病院の中で電子カルテのリプレースに伴うデータ移行だけでも、数ヶ月以上の日数と数千万円の費用が必要だったという報告もある。データの移行先が不特定では、

劣化させないでデータを移行する事は現時点ではまったく不可能なのだ。生涯カルテなどという夢物語が今にも実現するような発言をする人々は、事態の認識が全くできていない。

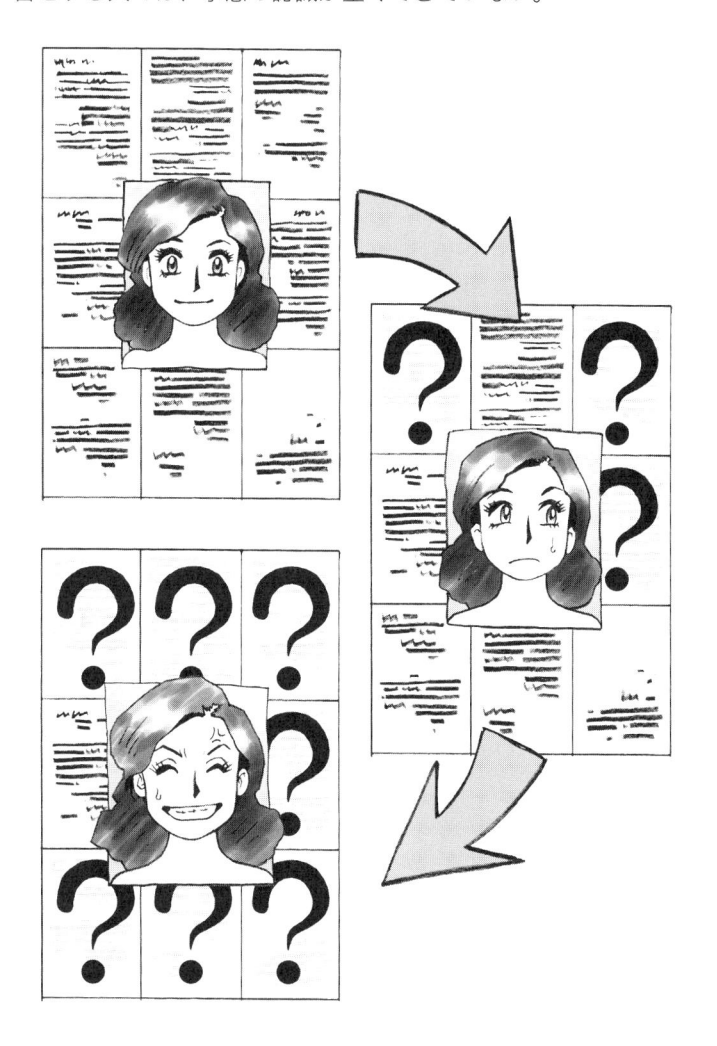

非統合化の危機

　電子カルテに要求される特性の一つは、データに対する見通しのよさだ。

　電子カルテには様々な記録、文書、その他のデータが蓄積されているが、特定の個人についてどんなデータが存在するのか、存在しないのか。あるいはその時代の記録が既に抹消されたのか、なかったのか不明なのか、理想的には一目で見渡せる事が望ましい。

　しかし、現実はそうではない場合が多い。しかも、一般的傾向としてはこの事情は現在どんどん悪化している。どのように悪化しているのか。

　そもそも、電子カルテの記録は様々なフォーマットで記録された、多様なデータの集合であって、データそのものは現在の流行に乗れば、内部的には多くはリレーショナル・データベースに収まっている。

　元々は簡単に一つのテーブルに載せられる代物ではないが、インデックスを統合する事で見かけ上一つに統合された、言い換えると１回の検索で見渡せるデータとして提示されている。電子カルテの本体部分はこの様にしてできている。

　医師の記述や看護記録などは多くの場合、直接電子カルテ本体が取り込むが、データによっては様々なサブシステムを経由して取り込まれる。その「取り込まれ方」の形式によっては見通しが悪くなる。具体的に表現すると複数回の検索を行う必要のある状況を作ってしまう。

　検査データや画像データは、電子カルテとは別のそれぞれのサブシステムで運用されている。そのようなサブシステムと電子カルテ本体との連携の方法には、大きく分けて四つの形式がある。

1．データそのものを電子カルテのデータベースにコピーしてしまって、電子カルテの中で参照する。
2．データはコピーせず、インデックスのみ電子カルテのデータベースに登録し、サブシステムのブラウザで参照する。
3．インデックスさえ登録せず、サブシステムに入って改めて検索し、参照する。
4．データの取り扱いは3と同じだが、いわゆるワンストップ認証が成立していなくて、サブシステムに入るのにパスワードを再入力したり、患者を再指定する必要がある場合。

血液検査の結果などは、多くの病院で1．の形式で取り扱われている。

検査機器と直接インターフェースする必要のある部分を別システムとして独立させ、汎用的に使用して、インターフェースの開発の手数を減らし、独立して管理するのは合理的である。ハードウエアとして独立しているかどうかは別として、検査室のデータベースと電子カルテ本体のデータは依然として別物であって、臨床側から参照する場合には電子カルテ本体のブラウザ環境を使用する。

このやり方では、結果の全てを参照する機能を電子カルテ本体に持たせる必要があるが、参照用データそのものを本体側で管理しているので、本体の世代交代にせよ、サブシステムの世代交代にせよ、データ参照の連続性に問題が発生する可能性はほとんどない。

サブシステムと電子カルテ本体の間でデータ受け渡しをするのが前提でもあるので、データの形式にせよ、転送の手順にせよ、間違いなく定義され、文書化されて記録が残っていると言う事でもある。

X線などの画像データは、多くの病院で２．あるいは３．の形式で取り扱われる。

元々画像を取り扱う部分は端末の表現力、要求されるネットワークの速度が一般の端末では到底得られなかった時代にPACS（Picture Archiving and Communication System；医療用画像管理システム）として独立して発達してきたが、１．の形式でデータを提供する事は今でも少ない。

それで、２．や３．の形式でデータを参照するのだが、インデックスさえ統合されていれば見かけ上は、１．の管理形式と変わりない操作性（少なくとも最初の世代交代までの間は）を提供してくれる。

ネットのブログの文中で何かの場所を示すのに、地図サービスのURLを緯度経度と縮尺を指定したインデックスを文中に書き込んで、そこをクリックすると目的の場所付近の地図が目印付きで表示される、という状況に近い。

２．や３．の形式では、サブシステムが世代交代した時に問題が発生しやすい。

画像サブシステム同士のデータの互換性が十分であれば、新しいサブシステムにすべてのデータを移管してしまえるが、そうできない場合には、２．なら古いデータを参照しようとすると「古い」システムのブラウザを起動する事が必要になってしまう。ずっとその病院に勤務していて古いブラウザに慣れている職員は苦痛には感じないかも知れないが、新たに転勤してくると微妙に操作法の違う二つ（あるいは三つかそれ以上）のブラウザの操作法を一時に習得する必要に迫られてしまう。まあ、地図サービスみたいな単純な機能なら気まぐれに地図サービスの提供サイトが変わっても、さほど苦痛に感じないが、それほど容易に操作できるPACS

ビューアは稀であろう。

　3．だと、データの検索にさらに手間がかかる。完全に統合化されていれば1回の検索でカバーできるデータが見えるのに、少なくとも2回、具合の悪い世代交代の後だと3回とか4回データを検索する必要が出てくる。で、この「検索」も実はくせ者で、「1回の検索」の意味するところは、様々である。

　往々にして、ブラウザは見せている時間範囲の外にデータがあるかどうかを通知する、あるいは一発でリストアップする機能に欠けていて、「検索する」とは記録の途切れるところまで見える範囲のスコープをずらしながら、データを探す事だったりする。つまり全部のデータに目を通すにはうんざりするほどの手間がかかってしまう場合がある。見通しが悪くなる、とはそう言う事だ。

　初期の電子カルテでは、独立したサブシステムというと、検体検査と画像系ぐらいしかなかった。ところが、特殊な入力手段に対応するために、あるいは部門運営の要求によって、電子カルテに接続する半独立のシステムがやたらと増えてきた。「眼科は特別だ、だから別のシステムが必要だ」。いや確かにそうなので、別システムを接続する。眼科のデータは「WEBスタイルで参照してくれ」、つまり眼科のカルテは3．で管理する、と安易に決まりやすい。眼科だけなら良いか、と思っていると、輸血も、病理も、循環器科も、ICUも手術室も同じ要求を出してきて、認めざるを得ない。

　全てを1．で押し通す事など到底できないので、見通しは一気に悪くなる。各サブシステムには機器からオンラインで収集したデータを含んで莫大な量の情報があるのに、電子カルテ本体のインデックスに登録されているのは文書やイベント記録のサマリー

のみで、全体のデータは殆どアクセス不可能になりつつある。

　システム屋の使い古された口車の手口に、こういうのがある。
　「何がしをできるようにすべし」と仕様書に書いておくと、確かにできるようになってはいる。
　「たった一つのデータを参照するために全システムを半日停止する必要があるけれど、できる事はできる」なんてペテンは日常茶飯事だった。
　この混乱の末に、どのデータでも確実に参照可能なのだが、実質的にたどり着けないデータは確実に増えつつある。

　恐ろしい事に、全てのサブシステムも電子カルテ本体も数年で当然のように世代交代していくのだ。同じベンダーでの世代交代ならデータの互換性も維持されるかも知れないが、リプレースではそこまで望めない場合もある。数世代の後、見通しの悪さはどうなってしまうのだろうか。このまま、何の対策も取らなければ、データに対する見通しの良さという特性は確実に損なわれてしまう。
　さらに、この現象を悪化させる技術が一般化しつつある。システムの仮想化技術とグリッド統合システムがそれだ。資源を流動的に配分できて、障害対策も取りやすいのに、何がいけないかって？
　仮想化技術がなければ、旧世代のデータを参照するためには、旧世代のデータを維持して参照できるように独立したサーバを管理する必要があった。物理的に管理するハードウエアが増えるのは嫌な事なので、システム管理側は歯を食いしばってデータ移行の努力をしたはずだ。
　ところが仮想化技術があれば、機能としてのサーバの数と、物

理的に管理しなければならないサーバの数は無関係になってしまう。高速化大容量化した新システムの内部に仮想的な旧世代の参照システムを何世代分でも容易に維持できてしまう。今までのようにデータ移行を完璧にやり遂げさせる圧力は減ったのだ。

　なに、医者がちょっと不便すればイイだけじゃないか。だいたい、古いデータを抱えた患者はそう多くないし。でも、特定の患者に古いデータがあるかどうかは、全部確認するまで分からない事なのだ。

　１人の患者の全データを参照する事は、このように確実に困難の度を増しつつある。「個人の生涯データ」を病院の壁を越えて統合参照できる、「生涯カルテ」の夢のような構想は、あるにはある。データ交換のための共通規格も提唱され、整備されつつあるらしい。しかし、個人の枠で一つの病院の中でさえ、事態はこのように悪化している。データ交換の共通規格に皆が従っていても、それは参照インターフェースが統合されている事を保証しない。

　参照する事は可能だが、１人分の全データを参照するのは恐らく不可能なままだろう。参照インターフェースをどのように統合するかは、間違いなく今後の最も重要な課題の一つになる。

　特定の参照インターフェースを効率よく実現するためには、特定のデータ構造が要求されるかも知れないし、マシンやネットワークの能力がさらに飛躍的に向上すればどんなデータからでも十分に速い統合化インターフェースを実現できるかも知れない。

　そして、そのような未来技術なしに、一つの病院の中でデータの見通しのよさを維持するためには、安易にWEB参照に流れない不断の努力を地道に続ける必要がある。

　この努力を必要と認めて継続するだけの見識が、病院の医療情

非統合化の危機

報部と経営幹部に望めるだろうか？　それをしなければ、医師と看護師だけでなく、全ての患者が不幸になるのは明らかなのだが。

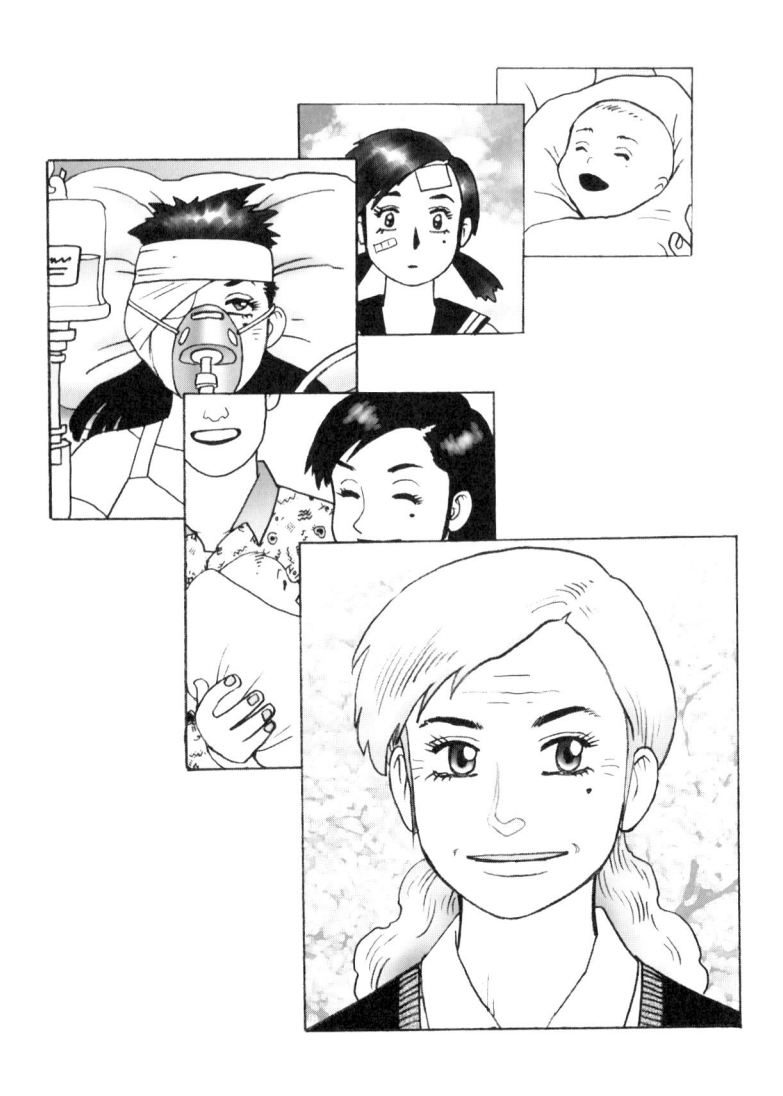

長期データを劣化なく参照するのは困難

　医療記録は記述された時、あるいは診療のために参照された状態を維持しなければならない。

　これがカルテの真正性なのだが、文字通りに実現するのは、意外に難しい。

　様々な医療情報の多くは、数多くの「マスターテーブル」を介して記録されている。

　例えば薬剤については、使う可能性のある薬のすべてを列挙した表を作り、それぞれの薬に識別の番号（あるいは記号＝薬剤コード）を割り当て、その薬の名称やら、容量や剤型などのデータをまとめておく。

　投薬の指示や記録は、画面の表示では薬はその薬の「表示名称」で表現されているが、保持されているデータはその薬の薬剤コードで管理されている。そうでなければ前回の処方から同じ内容を引き継いだコピーを作る（doすると言う）事も、薬ごとに集計する事も困難になってしまうから。

　ところが、コードだけの記録に頼っていると、その薬剤が１回でも処方された後で、その薬剤のマスターテーブルが変更されると、記録そのものが書き換わってしまう危険がある。テーブルの項目が削除されていると、どんな薬を使ったのか分からなくなってしまう事だってある。

　だから、マスターテーブルからは一切項目を削除しないように運用するのが普通なのだが、システムがその削除を禁じていて、通常の操作では１度使ったテーブルを変更したり、削除したりできないようになっているかというと、必ずしもそうでもない。よくできたシステムでは、マスターテーブルの世代管理が行われて

いて、参照するデータがいつ書かれたのかを確認し、その時代の、その瞬間のマスターテーブルの内容を復元してから参照する機能を有する場合もある。ただし、この世代管理システムが存在する場合でも、会社によって、パッケージによってこの機能は独自なので、メインの病院情報システムに世代交代やメーカーが異なるリプレースが発生すると、交代時に通常業務を滞らせないで引き継ぐ程度の事はできても、長期スパンで正しいデータを参照できるように残す事はきわめて困難になる。

　もしも生涯カルテなどという発想を文字通りに解釈すると、データの保持期間は80年とか100年のスパンで考える必要があるが、病院の使用するメインシステムの寿命が5年から、せいぜい7~8年程度の現状が続くと仮定すると、患者が生涯、同じ病院にかかってくれるという、あり得ない前提の元でも、メインシステムのつなぎ目を10回もくぐり抜ける前のデータを正しく参照できる事を保証しなければならない。マスターテーブルの変遷のみでなく、サブシステムのデータをどうするか、基準になる文字コードや外字の引き継ぎなどの様々なハードルを考えると、何か余程、画期的な事が起こらなければ、何も考えない爺さんたちが得意げに吹いている生涯カルテなど夢そのものなのだ。

　時間の壁と病院間の壁を越えて、正しい情報を劣化なく伝える事は、きわめて難易度の高い、しかし挑戦しがいのある大事業なのだ。単に病院間にネットワークをつないで、テキスト情報と標準化された画像データをごく限られた患者のごく限られた期間の情報について交換して「立証実験」として喜んでいるのは、国際電話の回線を作って「声」が交換できる事を確認したようなもので、相互コミュニケーションに言語の壁がある事を失念して事足れりとしているのと同じだ。

諸外国で成功したと伝えられる「地域データ共有」にしたって、同じ系列の、カスタマイズされているが根は同一のシステム、つまりあらゆるマスターテーブルが同一でないにせよ、一つのレコードのフィールド構成が同程度に類似しているシステムを、相互にのぞきあうくらいの事しかできていないように見える。

　データ記録時のマスターテーブルが、データ参照時に確保できない可能性が高いならば、あらかじめ何らかの対策を立てなければならない。1980年代から行われている方法の一つは、「テキスト化」だった。例えば、薬剤マスターテーブルのコードで定義された処方記録は、薬の名前と使用量、用法などを表示されるままの処方箋の文字列として同時に別に保存しておいて、処方薬一覧を作成したり、処方箋をコピーしたりする場合にはコード情報を参照するけれど、処方歴を参照する時にはテキスト情報を参照し、テキスト情報を「正規」の記録と見なす、というやり方だ。テキスト情報は、統計を取ったり、患者の薬歴を一覧できるように示すなど、データとしての再利用は困難だが、マスターテーブルがどう改変されようと、システムそのものの世代が変わっていようと正しく表現できる事は保証されている。

　時代とともに、当初は文字コードが並んだだけのテキストだったけれど、リッチテキストになったり、HTMLデータに変換されたり、さらにはXML、あるいはMedXMLに変換されるようになっているが、どこかのタイミングでコードデータはテキスト（あるいはXML等）に変換しなければ、そのデータが作成された以外の病院で、あるいは年代を経て参照する事は一切できない事に変わりはない。

　紹介状ですべてのデータをテキスト化して渡すとすると、読めるのに全く二次利用できない劣化データしか入手できない事にな

る。それさえ満足にできないのが現状なのだが、生涯カルテのテキストデータがあったとして、特定の薬剤の累積使用量を計算するためには、コードデータがあれば一瞬で算出できるが、テキストデータではすべての処方記録を読んで集計しなければならなくなる。90歳の老人が生下時からの処方記録をテキストで持ってきたとして、「すべてを読む事」が現実的だろうか。できの良い人工知能が代わりに読んで、勘定してくれるぐらいの奇跡が必要だ。

　マスターテーブルの世代管理が重要である事は、病名の場合にはもっと微妙な事になる。

　日本のすべての病院で使われているICD–9、ICD–10、あるいはその後継系列の病名集にはいくつかの克服しがたい欠点がある事はすでに述べたが、すべての場合を尽くさねばならない名称集の宿命として、多数の「その他の何がし」という項目がある。「その他」という言葉は一覧表の中では意味があるが、表の外では意味がない。

　1．A型ウイルス性肝炎、
　2．B型ウイルス性肝炎、
　3．その他のウイルス性肝炎

と並んでいれば、その他が何を意味するか迷う事はない。例えばC型ウイルス性肝炎は間違いなく「その他」のカテゴリーに分類される。この場合、3．の定義は「非A非B肝炎」だった。

　しかし、ある日ある時この病名コード集に「C型ウイルス性肝炎」が追加されてしまうと、「その他のウイルス性肝炎」については項目名称も項目コードも変わらないのに、定義は「非A非B非C肝炎」と変わってしまう。そうすると、集計するとか、あるいは特定の患者にC型肝炎の可能性があったかどうかを後から再

検討しようとすると、いつ「C型肝炎」の項目が追加されたのかの情報が決定的に必要になる。

　病名は、特定のコードの履歴のみでなく、病名集全体として世代管理が行われていなければ正しい参照はできない事になる。つまり、1文字でも変更があれば、新たにサブバージョンとして世代管理番号を付与した履歴を統一管理して、病名を記録する時も参照する時も、常にこの世代管理番号を確認する必要があるのだ。

　病名集とはいつか完成する静的なものではなく、常に変動し続け、さらに積極的に組織だった広報、再編集、基準データの管理を行う必要がある。完璧を求めると、国家レベルで恒常的に専従職員を有する組織を維持し、24時間対応できるサポート窓口に多数の人員を貼り付ける必要さえある。このハードルは極めて高い。

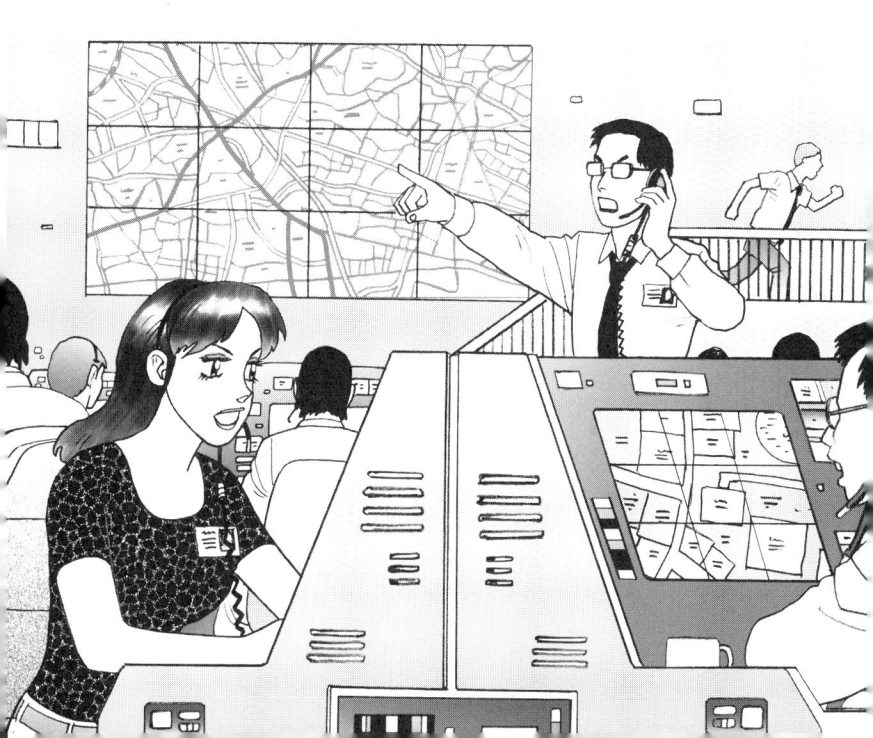

引用とリンク切れ問題

　診療記録の記述に、同一システム内に保管されている別のデータ、あるいは文書を引用する事がある。

　通常の（電子的でない）文書の場合、引用の方法は二つある。

　引用される文書の引用される部分のコピーをそのまま貼り付けるのは仮に「直接引用」と呼ぶ事にしよう。

　引用される文書と、その部分を示す「2005年9月12日の退院記録の3行目」と言った表現を使用すれば、「間接引用」という事になるだろうか。いずれにしても引用先の記録が消滅していても、文書としての体裁は変わらないので問題にはならないだろう。

　電子的な書類には、引用と同様の参照手段として、他情報へのリンクを付与して引用と同じ、あるいはより効果的な参照誘導をする事もできる。

　リンクにも2種類あって、明示的にリンクを示す文字列か何かを貼り付けて、そこをクリックする事でリンク先を表示させる「リンクが明示的な」方法。もう一つは、表示される場合に自動的に引用されて最初から貼り付けられているように見える「非明示的」なリンクで、一般的なWEBページでは挿絵や挿入図等が、クリックしなくても最初から示されていて、直接引用されているかのように見える場合がこれに相当する。

　さて、すべての情報がシステムから削除されないならば、ここで言うリンク切れ問題は発生しない。情報の削除が、記録後の年数で一律に行われると、リンク先が古ければ「保存期間内の文書」からのリンク切れが発生してしまう。記録した時、あるいはその後参照された時と体裁が変わってしまえば、それは意図的であろうとなかろうと、医療記録の改竄あるいは保存の失敗に相当する。

明示的なリンクでは、リンク切れが発生しても、表示したときの見かけは変わらないので問題としてはグレイゾーンかもしれないが、非明示的なリンクではリンク切れは即表示される文書の見かけが変わる。これを「文書保存の失敗」と定義される恐れもある。電子的な記録を「機能を持った文書」と考えるとグレイゾーンとした明示的なリンクも(そこから参照できる情報が変化するので)保存に失敗していると言わざるを得ない。

リンク切れによる情報の劣化を予防する方法は、いくつかある。

いかなる情報も永遠に削除しないのも一つだが、記録コストの低下がそういつまでも続くとは期待しない方がいい。リンクを片方向リンクにしないでおいて、リンクで参照された側の情報からも引用されている部分へのポインタをたどれるようにしておくとか、元情報の削除予定日を最後に引用した文書の削除予定日以降に変更しておくとか、あらかじめ対策が施してあればリンク切れを発生させないで情報を削除していく事もできるが、記録時点で削除するときの手順を想定して削除のための情報を残し、データ構造を削除に対応させておかなければ手がない。

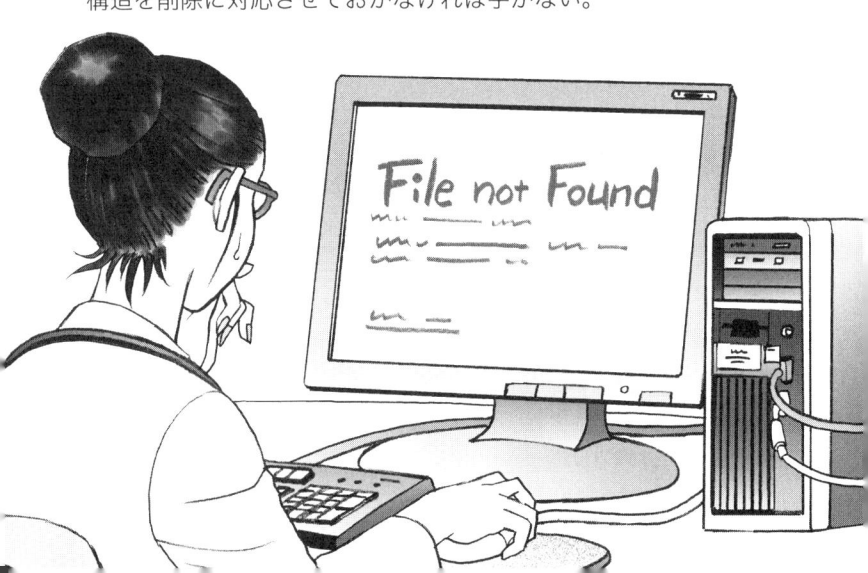

電子カルテの家系図問題

　電子カルテで家系図を図示するツールで、まともに使えそうなものにまだ出会っていない（2008年10月現在）。

　家系図は大きく二つに分かれる。

　一つは、初診や入院時に、病歴の一部として作成される比較的簡素なもの。これは本人あるいは家族からの聞き取りデータとして、全データが一時に収集できる。その日のデータの一部として格納して良いし、参照の便宜を考えて日ごとのデータとは別枠に、データのコピーまたはインデックスを患者ごとに格納すれば、後日の再受診/再入院での再録/改変などにも対応しやすい。この場合はアクセス権問題も発生する可能性は少ないし、家系図が特定の個人の、特定の日の静的なデータであると前提する事もできる。問題は入力インターフェースのみで、本質的なやっかいさはない。

　もう一つは、遺伝性の疾患や垂直感染（ウイルスなどが親から子に感染して家系に拡がって行く）を疑った場合の詳細な家系図。これは取り扱いがやっかいだ。データの特性とその生成過程を考えると、電子カルテへの格納はかなりの難問になる。

　まず、データ収集が段階的で、情報は徐々に集積される。紙カルテなら、分かってきた段階で既存のページに書き加える事も可能だったが、電子情報ではそれは過去の記録の改竄としてブロックされているので、新たな情報が入る度にコピーして書き足して行く必要がある。それだけなら、1人分の情報が形成される各段階での履歴が、別の日付で残るだけだ。ところが「調査のための診察や検査」が行われているから、正攻法を貫くなら調査された人々全員の記録も、家系図データを含めてそれぞれの電子カルテ

に残さなければならない。面倒な事に1人のデータが追加されると、残りの人々のデータも修正が必要になってしまう。仮に1家系20人の調査を実行したとする。極端な例だが、常に正しいデータが全員のカルテに記録されている事を求めるとするならば、

　1人目の調査終了で、データは1人分を記述する

　2人目の調査終了で、2人目のデータを記述するとともに、最初の1人のデータをアップデート

　n人目の調査終了で、n人目のデータを記述するとともに既存のn−1人のデータをアップデート

　20人ではデータ記入とデータアップデートの全手間数は、

　1+2+.....+20=210回

　問題は手間数だけではない。アクセス権の問題も発生する。上記の場合では、20人の検査と記録を、同一の医師や看護師のみが担当する事は稀だろう。本来、直接担当しない患者のデータを参照や追加記入してはならないので、アクセス管理が正しく行われていれば、上記のコピー元参照やアップデートの多くの部分は、不可能か、監査に引っかかってしまう。家系図情報は一枚の図であっても、複数の個人の情報から構成されているので当然と言えば当然の結果だが、それでは家系図の記述とアクセス管理が両立できなくなってしまう。

　詳細家系図のスマートな取り扱いを実現する方法は、2種類提案できる。

　一つの方法は、家系図を患者から独立したデータ単位として生成し、患者データと相互リンクを貼る。アクセス管理はそこに記載された患者の担当全員にOKとしておけば、監査も問題ない。

　別の方法として家系図をオンデマンドで生成する事もできる。血縁の親子の相互リンクをそれぞれの患者データに記入し、参照

する時はそのリンクをたどって、それぞれのカルテの情報からデータを集めて家系図を生成する。どちらにしても20人の調査で記入は20回で済むし、担当しない患者データの参照やアップデートも必要なくなる。親子相互リンクが正しく機能すれば、地方の中核病院等であれば親子関係を正しくセットするだけで、比較的簡素な家系図なら自動的に生成できる。二つのやり方で共通するのは、調査結果を記入する担当者は実際に担当した患者のデータを1回記述すれは済む事であるが、オンデマンド生成の場合、いくつかの問題も発生する。

1. 家系図でリンクされているとしても、担当していない患者の全データが参照できるのは望ましくない。患者データのうち、家系図の一部として非担当者が参照できるデータの範囲を制限しておく必要がある。具体的には「家系図エクスポート領域」を設定して、家系図の生成目的に必要なデータを、その領域にコピーする必要があるだろう。参照できる範囲を制限する必要性は3.で述べる保存問題にもからむ。
2. ミッシングリンク問題。家系図には登場するが、すでに死亡しているとか、遠隔地に居住していて、他の病院で検査を代行してもらって本人の正式な受診記録が生成できない場合がある。これにはやはり、家系図のためのダミーデータを患者情報として登録する必要がある。しかもその本人が後日実際に受診する可能性もあるので、確実な名寄せを行う機能を用意しておく必要もある。しかしながら「国民総背番号制」が愚かな当時の野党(民主党)＊によって粉砕されてしまった日本では、病歴の確実な名寄せも、年金記録の正確な取り扱いも不

＊：今ごろになって、手のひらを返して国民総背番号制を進めようと言い出したので、この時の言動を誤解ないようにしたい。

可能なので、今のところ、このハードルは政治的意味で高い。
3. 複数の患者の記録がリンクで結ばれているデータを利用しているなら、データの削除はデリケートな問題になる。仮に一定年月でデータを廃棄する事になっているとすると、リンクに登場するすべての患者のなかで、最後に何らかの記述があってから規定年数が経過するまで、リンクされた全員の「家系図エクスポート領域」にあるデータ削除はできない。リンクをたどった先の見える部分はすべて、リンク元の患者カルテの一部と見なす必要があるので、リンク切れはデータの損壊と定義されてしまうだろう。その場合は血縁の家系のうちの誰かが受診を続けている限りデータ削除はできないので、家系図の一部として参照可能とされるデータはほとんど永遠に削除できなくなってしまう。ただし患者データのすべてではなく、家系図エクスポート領域だけを残せば済むので、1.がうまく解決されていれば永久保存しなければならないデータの量はさほど大きくならないとも期待できる。

　古いデータの削除によるリンク切れが許容されるかどうかは、まだグレイゾーンにある。データ間のリンクによる参照誘導は便利であるし、無駄にデータのコピー数を増やす事も予防できるので、リンクは多用したい。リンク切れはデータの損壊ではないと保証されるならばリンクの利用も進むし、仮にリンク切れは許されないとはっきりしても、それなりの覚悟と投資が可能になる。
　この問題に対する明確な見解を確定する事が望ましい。

遺伝子記録と電子カルテ

　一般論としてデータは人格を超えて相続する必要はなかったはずだが、例外はある。遺伝子情報は遺伝子そのものが継承されている上に、生涯変化しない。

　まだ一般化はしていないが、遺伝子情報から薬剤の感受性を予測したり、特定の疾患の発生率が高いと予測されていれば、その疾患に絞った検診をデザインしたりする事が可能になる。いわゆるオーダメイド医療は、患者利益のみでなく「総医療費の抑制」の効果も大きいので、近い将来強く推進されるだろう。そのためには個人の遺伝子情報を集積して管理する事が必要になる。この遺伝子情報はきわめてデリケートな存在でもある。

　まず、国家規模でこれを集積する事が社会的に許されるであろうか？　長い間日本では年金情報管理に不可欠な「国民総背番号制度」が許されなかった事を考慮すると、そのようなデータの集積は許されない危険性がある。

　仮に許されたとして、その管理は際どいものになる。すべての病院と診療所からは随時自由にアクセスできなければ機能しない。しかも生命保険会社や企業の採用人事担当者にとっては、違法にでも、大金を積んででもアクセスしたくなる魅力的な情報なので、組織的な浸透やブラックマーケットでの情報の売買が発生するのは確実であろう。ダークサイドへの流出を確実にブロックしつつ、正当な医療機関からの自由なアクセスを許すのは、不可能に近い難事業になる。

　国家規模で集積する事は必要かもしれないが、診療の現場で参照するのは随時、元データにアクセスするのではなく、個別の病院システムの内部にコピーしたデータベースになる可能性も高い。

いずれにせよ一次データはまず個々の病院システムの電子カルテの一部として記録される必要があるし、恐らくは社会的な理由から国家規模の集積データベースが設立されるのは、遠い将来の事だろうから、それまでは個々の病院システムが患者の遺伝子情報を管理する必要もある。

　生涯変化しない、かつ検査に大きなコストのかかる遺伝子情報を、N年経ったから、あるいは病院システムの世代が変わったからといって、廃棄していいものだろうか？　さらに、親の遺伝子情報が分かっているのならば、その情報の半分は子の情報についての参考データになる。情報そのものはそれぞれの患者個人に所属するので、家系図問題の所で述べた親子の双方向リンクが遺伝子情報の管理と参照でも必要になってくるだろう。別の世代が情報リンクで結合されてしまうと、子孫の誰かが存命である限り、遺伝子情報を廃棄するべきではない事にもなる。患者氏名、誕生日、住所などは病院システムでは「患者基本情報」あるいは「患者プロフィール」としてデータは永久保存されるのが通例であり、病院システムの世代が変わっても、確実に変換されて引き継がれている。血液型や感染症情報などもこの基本情報と同じ扱いを受ける事が多い。

　遺伝子情報も生涯変化しない点においては血液型と同等なので、有効に利用するためには患者の遺伝子情報は一般の検査データと同等に扱うのではなく、特別な取り扱いをする必要があるだろうが、情報量が莫大になる可能性もあるので安易に永久保存する事もできない。どの目的にはどの精度で、どれほどの量を保存する必要があるのかは、今後のデータ取り扱い方針を決める上での大問題となるだろう。

遺伝子記録と電子カルテ

　データは、「人格を超えて相続する必要はない」原則の、もう一つの例外は臓器移植だ。輸血（これも臓器移植!）や骨髄移植（＝造血幹細胞移植）、角膜移植は一般化したが、そのほかの臓器の移植はまだまだ症例が少ないために、情報面の検討はほとんど成されていない。

　臓器を移植された患者を管理する臨床医としては、その臓器の提供者の病歴は気になるところだが、現状ではほとんど情報が提供されていない。むしろ提供者の情報は積極的に遮断されている。性別、血液型、HLA、数種類の感染症情報くらいは臓器とともに提供されるが、そのほかの情報は提供者の身元を含め、ほぼ完全に機密扱いされていて、コーディネーターは承知していても、臓器を受け取った患者の管理をする過程では、その情報を求める事さえ認められていない。

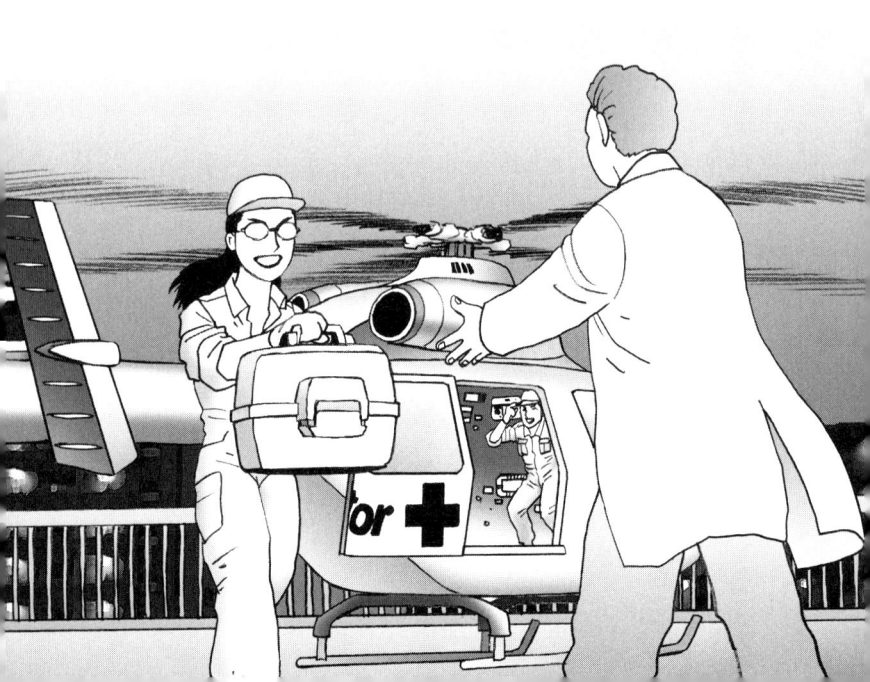

電子カルテ開発の円滑化を目指す長期戦略（Your eyes ONLY !!）

＊この文書は医療情報技師勉強会を装った不定期面接で、次期システム関連の中核メンバとなるべき人を「一本釣り」するために、リクルート段階で提示する目的で作成。

　病院情報システムをリプレースするとして、まず具体的な開発活動は通例、契約が確定してから各種委員会や会議が寄せ集めで招集され、待ったなしのスケジュールで作業に入ってしまう。中心になる委員会にせよ、各実働ワークグループにせよ、単なる寄せ集めにすぎず、計画的に適性で人選され、あらかじめチームとして育成されたメンバーではないのが通例だ。せめてコアになる部分だけでも能力と個性を勘案してスカウトし、時間をかけて問題意識を揃えた人材のチームを育成しておくのが望ましい。人数は７人か、多くても８人。

　ありがちな寄せ集め部隊でよく問題になるのは、共通した目的意識もなく、バックグランドもバラバラなままで、個々のメンバーが単なる部門の利益代表として活動してしまう事だ。昨今の短期開発のパッケージ適用で一斉に立ち上げられ、同時に進行する各種ワーキンググループではなかなか統制がとりにくい。チームとして動ける協調性や思考の柔軟性を選考基準にするのではなく、往々にして単に部門の利益代表として無造作に任命されている人がほとんどで、他部門の業務に全く興味のない輩が多くなりがちなのが問題の種になる。

　新しいシステムを導入する時には、業務分担の再配分が必要になる事が多い。むしろ、合理的に再配分する事でしかシステム更新の真のメリットを生かせない。ある作業を別の部門、別の職種

に移そうとすると、受ける側の代表が他の部門の作業内容やその病院機能における意味合いを全く知らなければ「それは引き受けられない」と、すべてを拒否するのが唯一の安全策になってしまう。引き受けてもらえれば、実はその作業の80％が自動化できてしまう、という場合であっても、引き受けるべき作業の意味合いも規模も把握できていなければ安易に断ってしまう。部門の利益代表としての立場で委員会や会議に出てきている限り、この拒否に妥協の余地はない。こういうワーキンググループの活動をコントロールするためには、すべてのワーキンググループにコアチームのメンバーを参加させておく必要があり、その人は即断で（持ち帰って検討させてください、では間に合わない）議論の方向性を修正できなければならない。

　コアチームは（できれば密かに）採用する側から人を選んで結成し、チームとしてまとめておく必要がある。時間をかけて共通の知識ベース、目的意識、達成目標のレベル設定、一言で言うなら「価値観」を統一しておく必要がある。事に当たってから毎回、細かい具体的な相談に顔を合わせて決めていたのでは間に合わない。しかし、チームとして要求するレベルや方向性が、メンバーによって異なっていては誰もチームの主張を受け入れなくなってしまう。

　共通の知識的バックグランドを整え、哲学的レベルで問題の優先順位の意思統一ができていれば、阿吽(あうん)の呼吸でメンバーが自由に判断して、しかも外さない統一性を維持できる（かもしれない）。メンバーが決まっていたとしても、そのレベルに達するには膨大な（2年かそれ以上）時間がかかるだろう。能力とキャラクターを兼ね備えたメンバー候補を識別する事だって、普通は非常に困難

だ。人の適性は、短時間の面接や伝聞情報で、安易に判断できるような代物ではない。

そこで、メンバーリクルートの調査と院内啓蒙活動を兼ねて、現行システムの業務から離れた（構成員の多くは重複するかもしれないが）クラブ活動的グループを結成して学会参加、出張見学、日常的勉強会を推進し、参加者の中から活動を通じて評価したメンバーを一本釣りでリクルートして、コアチームへのサインアップを求める、という手法を取りたい。但し、勉強会の真の目的は参加者に伏せておく必要がある。現行システムの機能改善努力を続けている人々の中から、「コアチームへのリクルートから外された」と自覚する人が出てしまうと、このもくろみの全体が崩壊してしまう。

謀(はかりごと)は密(みつ)なるをもって良し。（『韓非子(かんびし)』説難(ぜいなん)第十二）

勉強会の具体的な表向きの内容は、医療情報技師試験対策と、医療安全推進のための他部門他職種へ向けての問題点の相互説明会。

クラブ活動的勉強会を結成するのに必要なのは、

1. **病院幹部の承認（真の目的を知らせる必要はなし）**
2. **任意の時間に予約なしで、集会を開け、私物を置いておける部屋が必要（クラブ活動に部室は不可欠）**

仕事の中で予定時間枠を決めて、全員参加で参加強要型の会合を開く事など不可能。ちょっとした空き時間や勤務後にフラリと寄って、それでも意味のある情報収集ができる「たまり場」が必要。

意思統一は、共有するベース知識の量と共有する体験の情報量で決まる。理念であるとか、教条を短い文面で説明して念仏のよ

うに唱えるのはまったく無駄。互いが推薦する基礎的な資料をどこかに常駐させ、いつでも参照可能とし、互いに目を通す。これが遠回りのように見えて、唯一の王道であると確信している。

　恋人同士が映画館でデートをするのは無駄な行為だろうか？　せっかく近傍にいるのに声も交わさず、触れあいもせず、2時間以上を費やしてしまうのは無駄か？　共通の情報体験を積み上げて価値観を共有するために、必要な過程ではないのか？　DVDが出るまで待って、人目をはばかる必要のない環境でいちゃつきながら見るという選択枝もあるかもしれないが、作品に集中できるかは怪しい。

　時間がかかるのは承知。だからこそ2年前から動く必要がある。さらに、この(秘密の)目的を共有して最後まで維持してくれる人も欲しい。

3．出張旅費、資料購入(主に書籍やDVD)の予算も必要

　医師なら個人としての出張予算枠、他部門でも部門としての年間出張予算枠が定められていたりする。つまりこのクラブ活動に参加してそれが出張を伴う活動なら、自分の、あるいはその部門の予算枠の食いつぶしになってしまう。これでは積極的に出張を伴う勉強会に出席する人はいなくなる。この勉強会の指定する出張については、「調査費」として別枠での予算供給が望ましい。

　最終的には10億円以上の金額を支出する事業の調査費は、どの程度まで許せるかを考え直す必要がある。1％としても総枠1000万円範囲になる。共有する必要のある情報が書籍やDVD等であれば、それを購入する予算も必要だが、恐らくは、ほとんどは推薦するメンバーが所有しているはずなので、現品供与が可能ならば、さほど多額にはならないだろう。とりあえずは「医療情報学会監修」の医療情報技師教科書全3冊1セット1万円を揃え、勉強会メンバーの希望者に貸与できるようにはしたい。

共有する情報は、何も直接的な資料や専門分野の書籍とは限らない。おもしろかった映画、あるいは漫画本でも小説でも読み終わった週刊誌でも、「価値観を共有するため」に有効だと判断するものは相互に提供していただきたい。部室(?)で弁当を食いながら眺めるのもよし、持ち帰って自宅で見るもよし。誰がその資料を提供(推薦)したのか、誰がその資料に目を通したのか、くらいは記録されていると都合がいいので、何か記載は必要かもしれない。

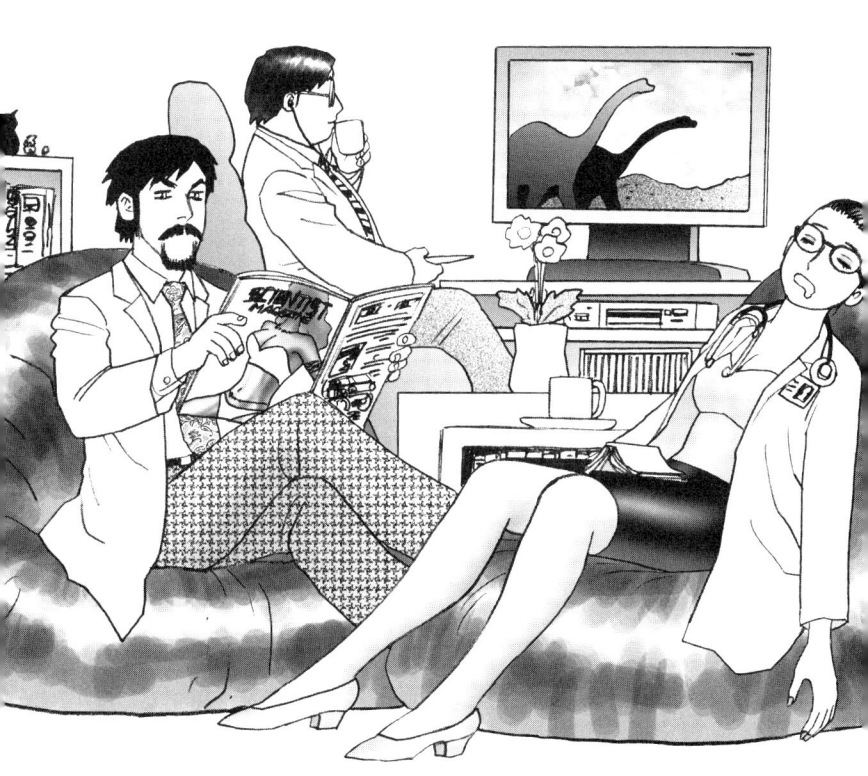

やさしさの源

　医者になったばかりの頃は、「患者を人間として大切にしろ」「手を抜かないで患者を観察しろ」と口癖のように言っている指導医は立派な医者だと信じていた。しかし自分が指導する側に回ると奴らは最低の連中だったと気が付いた。

　口でなんと言われようとも、人間として大切に扱われていない研修医は患者を大切にする事などできないし、自分が指導医に常に観察されている事を意識していれば患者の観察に手抜きなどできない。奴らは口で立派な事を言っていても研修医を単にコキ使うだけで、ろくに指導もしないでほったらかしている手抜き指導者だったのだ。研修医を常に観察し、大切に育てている指導医はそんな事をしょっちゅう口にする必要などないし、何かしゃべるとしたら具体的な意味のある情報を提供するだけで、念仏なんか不要なのだ。もしもやたらに「理念」とか「基本方針」と称して、宗教団体でもないのに念仏を唱える事に異様に力を入れている病院があれば、そこには何か根本的な問題があると考えてもいい。

　患者にとって少しでも快適な病院を目指すのは普遍的なお題目だが、そのためには職員が快適に働ける病院でなければならない。当然病院の情報システムも使用者にとって安心快適でなければならないが、寄せ集めで操作の統一性に欠けていたり、当然自動的に行われるべき処理に毎回人手の介入を要求したりするシステムがまだまだ多い。現場に出ないで指揮だけ執っているお年寄りはこれらの使いにくさは病院の医療の質とは関係ないと思っているし、「我慢すれば済む」種類の事なので気にもならない。システム

調達の選定時のポイントにもならない。しかし、使い心地の悪いシステムを強要する病院では、患者にガマンを強要する傾向が強くなるだろうし、確実に医療の質は低下する。そしてそういう病院に限って必ずお題目には「患者様を人として大切に」と強調されているのはまず確実だ。

　医学生や研修医は常々「患者様には最新で最高の医療を提供できるように常に最大の努力をしなさい」と言われている。では、病院のシステム部は、すべての医療従事者に最高の労働環境を提供できるように最大限の努力をしているのだろうか？　「Yes」と胸を張って答えられる情報管理責任者がどれだけいる？

　例を一つ挙げよう。

　ほとんどの病院で「どうでもいい」と無視されているが、入力する側にとって大問題なのは日本語入力に不可欠な「かな漢字変換」の効率だ。多量の日本語入力をする電子カルテの記入では、「かな漢字変換」辞書の効率が入力能率に大きく影響する。電子カルテの「かな漢字変換」はどうも使いにくい、という印象を持っている医師や看護師は多い。では、なぜなのか？　対策はあるのか？

　通常の「かな漢字変換」辞書は使用者の操作から学習し、使用頻度の高い語の優先順位をあげたり変換結果を自動学習して変換辞書に加えたりして使用者の日常で使用する語彙群やその頻度にあわせた変換をしてくれる。だから買ったばかりのパソコンでは日本語入力の変換効率が悪くて使用感が悪いのに、しばらく使っているとストレスなく変換できるようになる。使っているうちに慣れる部分もあるけれど、プログラムの側も人になじむ努力を着実にしている。

パソコンの「かな漢字変換」は、使っているうちになじんで書きやすくなる万年筆とか、使っているうちに足の形に変形して快適に使用できるようになるスキー靴などと同様にきわめて個人的な道具で、貸し借りは問題外なのだ。

　ところが病院情報システムでは、「特別な対策」を講じないと「かな漢字変換辞書」の学習がうまく機能しない。もともとが「パソコン」はパーソナルな器具である前提なので、Windowsの付録のMS-IMEにしても別売の商品のATOKにしても普通の「かな漢字変換」の学習結果は直接操作したマシンのハードディスクに記録される。電子カルテの病棟端末としてのパソコンは色々な科の医師に、看護師等様々な職種の人々に共有されている。すると、「かな漢字変換」機能は「様々な人々」を1人の人間であるかのように学習してしまう。誰かが語彙を登録すれば、その端末ではそれが変換優先順位の上位に登場して他の全員の邪魔をしてしまう。辞書の初期設定は万人向けの八方美人的内容になっていて、誰でも特に不便を感じないですむ「絶妙」なバランスになっている。だから学習機能を生かしておくと辞書は誰にとってもかえって使いにくい代物に変貌していってしまう可能性が高い。ログオフすると学習結果をすべて捨てるという極端な対策が取られたりする場合もあるが、これは結構有効だったりする。病院の共用端末での「かな漢字変換」は常に個人所有のパソコンよりも使いづらい状態が続いてしまいがちなのには、こんな理由があった。

　もちろん、「パソコンを共有する事、それでも個人の操作環境を独立して管理できる事、さらにネットワークの中で別のパソコンを使用する場合もその個人の環境が自動的に適用される事」は(偉大なる？)マイクロソフトの想定の範囲内なので、適切にネッ

トワークを設定し、ログインする度に「Windowsへのログイン」をやり直せばこの問題は発生しない。しかし、「Windowsのログインのやり直し」には数十秒の時間がかかる。ログインする度に数十秒待たされるのは、病院端末としては許容できないので、通常の病院システムではWindowsへは共通の仮想ユーザでログインしっぱなしにしおいて病院システムの側で認証管理をしている。Windowsから見ると全員が同じユーザなので、いかにマイクロソフトといえども対応の仕様がない。

　Windowsへのログインをやり直す事なく「かな漢字変換」辞書を個人管理する方法はある。病院システムへのログイン時に「かな漢字変換」辞書の個人学習部分だけをサーバからダウンロードし、ログアウト時にアップロードすれば個人の「かな漢字変換」環境を病院中の端末で同一に維持し、かつ個人別に分離して管理できる。この手法は一部の病院ではすでに実現されていて、富士通の病院システムパッケージ「EGMAIN」や日本電気のパッケージ「MegaOak」での実績もある。それらの病院では個人のパソコンと同レベルの効率の良い「かな漢字変換」を実現している。それなのにこの機能を採用している病院は圧倒的に少ない。ハードルの高い理由はいくつか考えられる。まずこの「かな漢字変換」の効率が重要である事があまり認識されていない。さらにこの「特別な対策」の手法と効果が知られていない。病院幹部や医療情報部の指導者は座り込んで自分専用のマシンを使っているので悲惨に変容した「かな漢字変換」辞書の使いにくさを全く理解できない。導入のハードウエアコストはサーバ1台なので安価だが、タダで手に入るMS-IMEではこの対策を妨害する仕様になっているので導入するためにはATOKを購入する必要もある。実はこれが結構

な金額になってしまう。（ATOKの導入コストは医学辞書を含めると１端末あたり１万円程度、大規模病院なら1000台から存在する端末にすべて入れると1000万円）

　職員の時給と「かな漢字変換」の低能率から生じる労働ロスのコストを考えるとペイする金額かどうかは際どいところかもしれないが、快適な労働環境を提供するという視点で職員の士気に対する影響も考えれば必要な支出と見なせる範囲であろう。それでも「そんな金は出せない」と判断するならば、もう一度考えていただきたい。　あなたは職員に最高の労働環境を提供する努力を最大限に行っているか？

医療崩壊

日本医療教

　離れると、見えてくる事がある。

　自分が渦中にいるうちは気付きもしなかったが、世界最高のコストパーフォーマンスを誇る日本の医療はなぜ成立したのか、報酬に見合わない重労働になぜ邁進できていたのか、現場を離れてやっと分かった。

　あれは、宗教活動だったのだ。

　建物に「病院」という看板が出ているので、そこで労働する事は「医療活動」であると無邪気に信じていた。労働者であるのに、労働基準法を無視して36時間連続勤務とか、労組が存在しない事に疑問さえ持たなかった。賃金にしても独立開業すれば（それなりの設備投資や苦労は必要だが）労働条件も改善され、収入も大幅にアップするケースが多いのに、その場を去らない。洗脳されて「医療教」の信者になってしまっていたからだ。

　修道院で修道士が修業するなら、労働基準法も最低賃金も関係ない。修行の一部としてワインやシャンパン、あるいはバター飴を製造する事もあるが、地域住民に医療サービスを提供する事もある。安いコストで高度なサービスを構築するには、良い仕掛けだった。個人としてはいつ入信したのか、いつから洗脳されてしまったのか覚えていないが、妙な倫理強調教育を医学校に取り入れているあたりが始まりだったのだろう。

　これを構築したのはたぶん見通しの利く昔の有能な官僚だったに違いない。ところがこの仕掛けの意味もありがたさも認識できない人々が、目先の医療費の増大を苦にして性急な費用削減を試みたのだから、たまらない。幻想を支える機能を維持する支出を、

社会が拒んでしまった。もはや幻想さえ維持できないどころか、このからくりに気が付く医療従事者が増えてしまった。

　若者より年寄りの方が病気になりやすく、医療費はかさむ。人口が高齢化していけば、老人の比率が増えるのだから、同じ医療を行っていても総費用は自然に増える。これをコストの増加と考えるのはあまりにも単純すぎやしないか？　県別に交通事故の死亡者数を比較する場合、単に総数で比較するか？　人口の多い県、交通量の多い県は事故が多く、人口が少ない県は事故が少ないのは当然だろう。総数のみでこの県は危ないとか、あの県が安全だとは言えない。地域の人口や保有自動車台数、車の走行距離で換算した「補正事故数」「補正死亡者数」にしなければ県別の安全性の比較などできない。

　平成18年の統計で見ると、交通事故死亡者数の1位は愛知県、香川県は30位になっているが、これを免許保有者数で補正すると、愛知県は41位、香川県は1位になってしまう。危ない運転をするから反省しなければいけないのは、愛知県民か？　香川県民か？

　医療費の増大を年度別の金額で比較しているが、老人が増えていくなら、年齢構成による補正を加えなければならない。ところが、どこをどう探しても出てくる資料は総額の推移のみなのだ。これでまともな資料と言えるのだろうか？　そんないいかげんな資料で「医療費の増大が問題だから、総額で圧縮しよう」とする事を正当化してしまって良いのか？

医療崩壊と電子カルテ
　今、巷で喧伝されている医療崩壊は、医療従事者の犠牲によって成立していた「世界一のコストパフォーマンス」の日本の医療

を、国民と行政が正しく評価しなかった結果であり、もはや防ぐ事はできない。限界まで費用対効果が高いシステムに、定見なく「医療費抑制」を強要したのだから、伸びきったゴムは当然のように切れるだろう。

　国民皆保険制度は、財政として破綻するか、財政的に破綻しないように運用すると、それはつまり病院への報酬を減らす事でしか実現できない。結果として地域医療の実質を支えている自治体病院と都市部の独立系総合病院の多くが、数年以内に財政破綻してしまう。国民が今の程度の財政負担しか認めなければ、当然の結果としてそうなる。「医療の合理化の推進」の建前で導入されつつある病院への報酬体系の変革は、病院への報酬を国の意志で一方的に削減できる、支払い制度の実現を基軸にしている。

　もう一つの軸は、老人医療の切り捨てだ。老人は制度が別で個別に２年おきに「収支を基準に」保険料と支払い基準を見直す、とはどういう事なのか。病気にならない若い時にさんざん保険料を支払わせて、いざ老人になって病気がちになれば「別枠で」会計されてしまうのだ。さっさと死んで、遺産をべらぼうな相続税で国家に寄進せよ、年金も受け取るのは早く止めてくれ、と国家が企んでいる。

　医療費の削減とは、医療の効率化ではなくて、国家負担額の削減のみを狙っているので、個人としての医療負担額は今後飛躍的に増大するだろう。今までの過剰であったかもしれない老人医療への投資は、大幅にカットされる。少なくとも団塊の世代が死に絶えるまでこの方針を変えるわけには行かない。国家財政の破綻を防ぐためにはやむを得ない。

「箱」としての病院は残るし、需要は存在するので何らかの形での医療活動は継続されるだろうが、中規模以上のこれらの病院こそ、日本の病院オーダシステムと電子カルテ需要の中核だった。これらの病院の極端な財政難は、電子カルテ更新、新規開発の機会を奪う。景気の停滞で自治体の税収も落ち込むので、自治体病院への赤字補填もやりにくくなる。電子カルテ新規需要も機能更新も当分、滞るだろう。ベンダーも病院側でも継続的に開発を続ける事でしか育成できない人材、ノウハウが失われてしまう。電子カルテの進歩にも停滞の暗黒時代が目前に迫っている。

　医療制度がどうなろうと、病院が倒産しようと医療需要は常にある。

　日本の電子カルテの将来の暗さは、かつてITを「イット」としか読めなかった森元首相がIT化政策の一環として、電子カルテの推進を決めた時から始まった。いわゆるIT関連事業で政府がバックアップすると、ことごとく失敗するというジンクスがある。第五世代コンピュータという語を聞いた事がある人もいるだろう。新しいパラダイムなどといいながら、今のプレステほどの能力もない代物しか生み出せずに消滅した。シグマOSというUnixもどきも開発されたが、鳴かず飛ばず。学生が趣味でスタートさせたLinuxプロジェクトの方が世界を席巻している。

　だから、政府にも学会にも期待してはいけない。

電子カルテの遙かに遠い将来

　初期型の馬車の形をしたベンツをあたかも技術者の手抜きであるかのように否定的に評価していたが、ちょっと考えが変わった。当時、西欧の道を疾駆していたのは、馬車と馬でしかなかっただろう。それ以外の形の物が道を走ってくれば、きっと交通事故が多発したに違いない。社会認識が馬車や馬でない物が道を走る事に追いつくのを待つ必要があった。社会インフラにしても、道も馬や馬車に最適化されていて、ホテルのエントランスにしろ、駐車場にしろ、馬車以外の形では使いにくかっただろう。技術インフラにしても空気入りゴムタイヤさえなかったはずだ。そう考えると、あのデザインは正しい選択だった。

　現代の社会は、記録媒体の紙に大きく依存している。社会的要請も法令電子カルテに対しては、記録媒体の紙の機能を完璧に取り入れる事を第一の要求としたので、生まれて10年にも達しない電子カルテも、それに応えるべく開発されてきている。あくまでも紙の機能にこだわった電子カルテは、出来の良いドキュメントライター、ドキュメントデータベース、ドキュメントブラウザの組み合わせになってしまうのは当然だった。今、紙にはない機能(例えばリンク等)を生かした電子カルテを作ろうとすると、ハードルは結構高い。

　では、今の電子カルテのレベルは、自動車で言うとどの段階か。せいぜい馬車の形のベンツの段階だろう。社会の認識・法的要請が、紙を越える記録媒体の真の有用性に対応して変化するのを待つ必要性があるとすると、電子カルテがその完成形に達するのは、遙かな未来になってしまうのはやむを得ない。今や宗教でさえ紙媒体に頼ってそのアイデンティティを維持している。三蔵法師が

冒険の旅に出て手に入れたのは教典だったし、聖書・コーラン・中国共産党綱領も文書だ。
　真の意味での完成形の電子カルテは、遙か遠くにある。あるいは決して達し得ない地平線上の虹かもしれない。だからこそ我々は前進し続ける必要がある。

２００９年５月（筆）

参考文献：

『ブレードランナー』 フィリップ・K・ディック

　ハリソン・フォード主演の名作映画「ブレードランナー」の原作小説の題名は、「アンドロイドは電気羊の夢を見るか」でした。人間社会に紛れ込んでしまった逃亡アンドロイドを狩りたてる、捜査官デッカードの行動と視点が鍵なのですが、映画ではデッカードと若く見えるのに寿命の短いアンドロイド「レイチェル」の恋物語になってしまって、肝心の謎「もしかするとデッカード自身もアンドロイドだったかもしれない」と、その鍵になる「ユニコーンの登場する夢」から焦点が外れてしまっているのが残念。

　夢のような電子カルテ、悪夢のような現実、誰も知らぬ新しい未来、実体の定かでない別世界の構成物を端末という窓から覗く事になった我々にとって、作られた記憶やプログラムされた夢に悩むアンドロイドの世界は、きっと親しめるでしょう。小説と映画のエンディングは異なりますが、映画の結末の方が好みです。

　映画にせよ、小説にせよ、おすすめの作品です。

『2001年宇宙の旅』 アーサー・C・クラーク

　人間様に刃向かうコンピュータHAL9000はまだまだですが、鉄腕アトム以来、跋扈として抜きがたかった「ロボットは正義の味方、電子計算機は善」という固定観念に、冷水をぶっかけた代物です。これが40年前、まだアポロも月に届かない時の作品ですから、驚きです。スペースシャトル「オリオン号」が2001年を待たずして潰れてしまった「パンナム」のロゴを背負っていたのは愛嬌ですが、そのスタイルは当時、構想さえ不確かだったスペースシャトルの姿を正確に予言しています。テレビ電話はあっても

携帯電話がない世界を見ると、我々が先んじる事ができたテクノロジーもあった事は確かです。

　我々の戦いは、キア・デュリア演じるところのボーマン船長の戦い程には絶望的ではありません。システムやマシンと戦う基本姿勢を考え直し、勇気を与えられる一品です。

　まず映画を見て、それから小説を読んで納得し、もう一度映画を見れば、マニアックでディープな世界を知る事が出来ます。

『戦闘妖精・雪風』　神林長平

　「雪風」は、現実世界では太平洋戦争初期から終戦まで大きな損傷を被ることなく活躍した旧日本帝国海軍の(幸運な)駆逐艦であり、宇宙戦艦ヤマトの世界では古代進の兄守が乗船していて戦闘中に炎上し墜落した宇宙船の名称でした。

　そして、この物語では、地球外からの侵略者と戦う強力なジェット戦闘機の名称。

　「雪風」の属する軍団の敵は「ジェム」。不思議な世界と不思議な通路で結合されてしまった地球に進入しようとする機械の支配する不思議な軍団なのですが、効果的に対応しようとすると非人間的性格を強くせざるを得ない事になります。

　電子カルテに最も効果的に対応するためには、ある程度常識を捨ててかかる必要があるのかもしれません。電子カルテは敵ではないけれども。

『人月の神話』　フレデリック・P・ブルックス Jr.

　巨大ソフトウェアプロジェクト管理の盲点、意外な側面を書き出しています。副題は、「オオカミ男を倒す銀の弾丸はない」。たやすい解決策などあり得ないと強烈に主張する、その着目の先進性には

驚かされます。滅びつつある恐竜、大型汎用システムの物語ではあるのですが。ほ乳類だって、恐竜の歴史に学ぶ事は多いでしょう。プロジェクト管理者必読の書とされて、35年のバイブルです。

「国際事務機械社」(=IBM)が、業界で不動の地位を得た後、「360汎用」システムのOSを開発した。その開発部隊のチーフが書いたのがこの文書です。繰り返し再版され、あとから付け加えられた章も少しはありますが、オリジナルの内容で本質は尽くされています。「金言」に満ちた良書。登場する技術そのものは、歴史上の存在でしかないが、問題の本質は変わっていない。意志決定者がこれを読んでいれば起こらないはずの悲喜劇には、今でもしょっちゅう遭遇します。管理者必読の書。

『超芸術トマソン』『トマソン大図鑑(空の巻、無の巻)』 赤瀬川原平

本文「トマソン」(p.80)参照

日本題『超マシン誕生 - コンピュータ野郎たちの540日』(1982)
『超マシン誕生』(2010.新訳新装版) トレイシー・キダー

これは、恐竜ほど古くはないけれど、やはり消え去ってしまったサーベルタイガーのような「スーパーミニコン」の開発物語です。エクリプスシリーズは、当時のミニコンのもう一つの大勢力、DECのVaxシリーズに対抗するために開発されたのですが、パソコンの性能がどんどん向上して、「ミニコン」という概念が意味を持たなくなって会社ごと消えてしまいました。しかし、その伝説は不滅です。強烈にタフな体力こそが、優秀な開発要員の最も重要な資質なのです。

『闘うプログラマ　ビル・ゲイツの野望を担った男達』
G.パスカル・ザカリー

　ウィンドウズNTとそれに続くウィンドウズ2000はマイクロソフトの製品としては画期的な質をもっていました。XPにしろVistaにしろ、ゴテゴテとアップルから盗んだデザインをNTに盛り込んだだけの駄作ですが、NTと2000は違っていました。

　この開発の中心になったのがデイビッド・カトラーで、彼はミニコンのDECでVaxシリーズのOS「VMS」の開発者でもありました。Windows New Technology=WNTは、VMSからアルファベットを一文字ずつ進めて符合するように決められたとも言われています。となると、次はXOU?

『ライト、ついてますか─問題発見の人間学』
ドナルド・C・ゴース&G・M・ワインバーグ

　ワインバーグは、システムがらみの随筆、しかも教育的な味のある随筆を数多く書いています。その着想・視点は新鮮ですが、感激して複数の著作を読むと、似たような話題が多くて辟易するので、1冊で十分でしょう。

　表題となっているのは、トンネルを出たところに素晴らしい景色の展望台があるとライトを消し忘れて、駐車し、ゆっくりしている間にバッテリが上がってしまう、という話。トンネルを出たところにライトを消すようにと表示すると、夜でもライトを消せという事になる。昼夜に分けて表示すると走行中に瞬時に理解できない、どうすれば良いか。「ライト、ついてますか?」の一言で足りるという事。私の勤務する病院の手前にはトンネルがあって、ライトを消さないで駐車場に車を停めると、全館放送で呼び出してくれます。「ライト、ついてますか?」の看板があればいいのに。

あとがき

　この原稿は、加藤五十六氏が病と闘いながら、自分が経験した電子カルテの導入に関して、役立てて欲しいと強く願って書かれたものです。原稿の最後の執筆は、2009年5月ですので、その頃から、大きく状況が変わっていることもあるかもしれませんが、本質的な事については、参考になることが書かれています。

　かなり厳しい見方、表現などもあり、また、絶対書きたかったはずの事が抜けていたりしますが、なるべく原稿の言い回しおよび内容を優先して、編集しました。原稿の編集作業について、加藤五十六氏の大学時代以来の親しい友人の岡垣篤彦様にご協力いただきましたことを、深く感謝申し上げます。

■著者略歴■

加藤五十六(かとういそろく)

1956年　岐阜生まれ

京都大学医学部 卒業

内科医

他に著書「肥満自転車」(柶出版社, 2010)

電子カルテは電気羊に食べられる夢を見るか

2011年11月20日　第1版第1刷発行		ISBN978-4-86079-055-4
2015年 2 月 6 日　第1版第2刷発行		
著　　　者	加藤五十六	
イ ラ ス ト	山本　貴嗣	
発 行 者	中山　昌子	
編集・制作・発行	株式会社サイエンティスト社	
	〒151-0051 東京都渋谷区千駄ヶ谷5-8-10-605	
	TEL：03-3354-2004　FAX：03-3354-2017	
	E-mail：info@scientist-press.com	
	http://www.scientist-press.com	
印 刷 所	シナノ印刷株式会社	